Best of Pflege

Mit „Best of Pflege" zeichnet Springer die besten Masterarbeiten und Dissertationen aus dem Bereich Pflege aus. Inhalte aus den etablierten Bereichen der Pflegewissenschaft, Pflegepädagogik, Pflegemanagement oder aus neuen Studienfeldern wie Health Care oder Ambient Assisted Living finden hier eine geeignete Plattform. Die mit Bestnote ausgezeichneten Arbeiten wurden durch Gutachter empfohlen und behandeln aktuelle Themen rund um den Bereich Pflege.

Die Reihe wendet sich an Praktiker und Wissenschaftler gleichermaßen und soll insbesondere auch Nachwuchswissenschaftlern Orientierung geben.

Hemma Prenner

Die spirituelle Dimension in der Pflegeausbildung

Konzeption und Evaluation eines Workshops

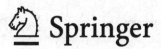

Hemma Prenner
Graz, Österreich

Masterarbeit, Medizinische Universität Graz, Österreich, 2015

Best of Pflege
ISBN 978-3-658-12581-3   ISBN 978-3-658-12582-0 (eBook)
DOI 10.1007/978-3-658-12582-0

Die Deutsche Nationalbibliothek verzeichnet diese Publikation in der Deutschen Nationalbibliografie; detaillierte bibliografische Daten sind im Internet über http://dnb.d-nb.de abrufbar.

Springer
© Springer Fachmedien Wiesbaden 2016

Gedruckt auf säurefreiem und chlorfrei gebleichtem Papier

Springer Fachmedien Wiesbaden GmbH ist Teil der Fachverlagsgruppe
Springer Science+Business Media (www.springer.com)

Geleitwort

Die Pflege als eigenständige Profession und Wissenschaft leistet neben anderen Berufsgruppen im Gesundheitsbereich einen bedeutenden und unverzichtbaren Beitrag. Dazu bedarf es Pflegende mit umfassenden theoretischen und praktischen Grundwissen, so dass sie den derzeitigen und zukünftigen Herausforderungen im Gesundheitswesen angemessen gewachsen sind. Kennzeichen solch professioneller und qualitativ hochwertiger Pflege sind der Erwerb forschungsbasierten Wissens sowie dessen Implementierung und Anwendung in der Praxis.

Gerade in einer noch immer jungen Disziplin wie der Pflegewissenschaft ist es besonders notwendig, Forschungskenntnisse für die Praxis zusammenzufassen, wie beispielsweise durch die Ausarbeitung systematische Reviews. Dadurch kann der aktuelle Wissensstand zu einem Problem/Thema in übersichtlicher Form der Praxis zur Verfügung gestellt werden. Darüber hinaus ist es von großer Bedeutung, dass auch den gesellschaftlichen Entwicklungen und Bedürfnissen von PatientInnen Rechnung getragen wird und diese Aspekte frühzeitig in Aus-, Fort- und Weiterbildung berücksichtigt und entsprechende Inhalte adäquat konzipiert und vermittelt werden.

Eine entsprechende tertiäre Ausbildung und Qualifikation im Bachelor- und vor allem im Masterstudium der Pflegewissenschaft bietet hierfür die Grundlage.

Univ.-Prof.Dr.rer.cur. Christa Lohrmann

Institutsprofil

Das Institut für Pflegewissenschaft ist eines von 16 Instituten an der Medizinischen Universität Graz, Österreich und wurde 2006 gegründet. Angeboten werden entsprechend der Bologna Struktur Studiengänge für Pflegewissenschaft auf Bachelor-, Master- und Doktoratsebene:

Das Bachelorstudium Pflegewissenschaft in Kooperation mit dem Land Steiermark ist ein grundständiges, berufsqualifizierendes Vollzeitstudium (8 Semester) im Umfang von 140 ECTS mit dem Abschluss des Bachelor of Nursing Science.

Das modular strukturierte Masterstudium Pflegewissenschaft umfasst 120 ECTS und ermöglicht den Studierenden eine intensive Auseinandersetzung mit der (Pflege-) Wissenschaft. Es werden wissenschaftliche Kenntnisse und Methoden sowie die Möglichkeiten/Vorgehensweisen für die Umsetzung neuer wissenschaftlicher Erkenntnisse in die Praxis vermittelt. Daher liegen die Schwerpunkte über alle 4 Semester hinweg auf Forschungsmethoden/-techniken, Evidenz basierte Praxis sowie der Verbreitung und Umsetzung von Forschungsergebnissen. Das Studium führt zum Abschluss des Master of Nursing Science.

Das internationale Doktoratsprogramm „Nursing Science" wird gemeinsam mit der Universität Maastricht (NL) und in Kooperation mit der Berner Fachhochschule (CH) angeboten und dauert regulär 8 Semester. Die DoktorandInnen führen mehrere eigenständige Forschungsprojekte (i.d.R. klinische Pflegeforschung) durch. Die englischsprachige Dissertation muss 4 Artikel in internationalen peer reviewed Journalen mit dem/der Studierenden als ErstautorIn enthalten, in denen die Forschungsergebnisse veröffentlicht wurden. Die AbsolventInnen des Programms an der Medizinischen Universität Graz erhalten nach positiver Ablegung des Abschlussrigorosums den Titel Doktor/in der Pflegewissenschaft (Dr. rer. cur.) verliehen.

Das Forschungsprofil des Instituts für Pflegewissenschaft in Graz umfasst relevante Themen wie beispielsweise Pflegequalität, Mangelernährung, Inkontinenz, Umsetzung von Forschungsergebnissen, Pflegeabhängigkeit, Sturz, PatientInnenedukation uvm. Ergebnisse dazu werden umfangreich erfolgreich national und international publiziert und präsentiert.

Das Institut ist in Forschung und Lehre vielfältig national und international eng vernetzt. Es ist wissenschaftlicher Kooperationspartner für den gesamten Gesundheits- und Krankenpflege-Bereich in Österreich.

In allen Bereichen arbeitet das Institut nach dem Grundsatz:

„learning, teaching, research – joint effort for best care".

Institut für Pflegewissenschaft

Medizinische Universität Graz

http://pflegewissenschaft.medunigraz.at

Österreich

Vorwort

Die vorliegende Arbeit soll einen ersten Einblick darüber geben, wie in Österreichs Gesundheits- und Krankenpflegeschulen Lehrende hinsichtlich einer spirituellen Dimension sensibilisiert werden können, um dies zukünftig auch an Auszubildende in der Pflegeausbildung weiterzugeben.

Lehrende sollen im Rahmen des konzipierten Workshops die Relevanz dieser Dimension erkennen, darauf sensibilisiert werden und nach dem Workshop die spirituelle Dimension vermehrt in den Unterricht integrieren.

Auf Basis der Evaluationsergebnisse soll gezeigt werden, welche Inhalte und Methoden in einen Workshop für Lehrende der Gesundheits- und Krankenpflege hinsichtlich der Thematik adäquat sind, um zu einer Sensibilisierung beizutragen.

Nach einer Hinführung zum Thema in der Einleitung sowie der Klärung von Ziel und Forschungsfrage wird im zweiten Kapitel der theoretische Rahmen der Arbeit dargestellt. Dieser dient der Diskussion um Konzepte Spiritualität und *spiritual care* sowie den damit verbundenen Kompetenzen, die in der Pflegeausbildung Vermittlung finden sollen. Außerdem sollen curricula sowie andere Grundlagen der Pflegeausbildung hinsichtlich der Integration einer spirituellen Dimension kritisch beleuchtet werden. Einen weiteren Schwerpunkt des theoretischen Rahmens stellt die Erklärung der Konzeption des Workshops dar. Hier werden didaktische Grundlagen erläutert, das ASSET-Model von Narayanasamy (1999, 2006)[1,2], das der Planung zugrunde liegt, wird vorgestellt und Begründungen für die pädagogisch-didaktische Methodenwahl werden gegeben.

Im dritten Kapitel wird das im Rahmen dieser Arbeit verwendete deskriptive Forschungsdesign sowie Sample, Setting, Stichprobe und Datenanalyse transparent gemacht, um die methodische Vorgehensweise nachvollziehen zu können.

Das vierte Kapitel stellt die Ergebnisse der Daten dar, die in zwei Evaluationen erhoben wurden.

Eine Schlussfolgerung der Ergebnisse findet sich im fünften Kapitel der Arbeit.

Das letzte Kapitel der Forschungsarbeit beinhaltet die Diskussion der Ergebnisse, Limitationen der Arbeit sowie Implikationen für weiteren Forschungsbedarf und Empfehlungen für die pädagogische Praxis.

An dieser Stelle möchte ich mich bei all jenen Menschen bedanken, die mich beim Verfassen dieser Arbeit unterstützt haben.

An erster Stelle gilt mein Dank meinen BetreuerInnen Frau Univ.Ass.Dr.rer.cur. Juliane Eichhorn-Kissel, Herr Dr.rer.cur. Johannes Nau und Frau Univ.Prof.Dr.rer.cur. Christa Lohrmann.

Des Weiteren möchte ich mich speziell bei meiner Tante Judith Lepuschitz bedanken, die mit ihrem Fachwissen und Erfahrungen aus der Pflegepraxis zum Gelingen dieser Arbeit maßgeblich beigetragen hat.

In besonderer Weise danke ich allerdings meinen Eltern Irene Prenner-Walzl und Karl Prenner, meinem Bruder Julian Prenner und meinem Freund Severin Zimmer, die mich während der gesamten Studienzeit sowie während der Erstellung dieser Arbeit in jeglicher Hinsicht unterstützt, gefördert und begleitet haben.

Schlussendlich möchte ich mich auch bei allen Lehrenden bedanken, die am Workshop teilgenommen haben. Nur durch Ihre Teilnahme und Offenheit hinsichtlich des Themas konnte diese Arbeit in der vorliegenden Art und Weise entstehen.

DGKS Hemma Prenner BSc, MSc

Inhaltsverzeichnis

Abbildungsverzeichnis

Tabellenverzeichnis

Zusammenfassung

Hintergrund: Trotz eines deutlichen Rückganges von Personen, die sich traditionellen religiösen Institutionen zugehörig fühlen, gewinnt das Phänomen individueller Religiosität und Spiritualität in der heutigen Gesellschaft immer mehr an Bedeutung. Zusätzlich ist die Präsenz von Pflegepersonen in herausfordernden und existentiellen Situationen von Menschen Beweggrund, auch eine spirituelle Dimension im therapeutischen Prozess wahrzunehmen und als Ressource zu integrieren. Diesbezüglichen gesetzlichen Forderungen, die spirituelle Dimension bereits in der Ausbildung von Gesundheitsberufen zu verankern, wird derzeit noch zu wenig Beachtung beigemessen.

Ziel: Diese Forschungsarbeit hat die Entwicklung, Durchführung und Evaluation eines Workshops zur spirituellen Dimension in der Pflege zum Ziel. Konzipiert wird der Workshop für Lehrende der Allgemeinen Gesundheits- und Krankenpflege auf Grundlage von Programmen der Fachliteratur. Im Workshop sollen Lehrende aufgrund von Impulsen Kompetenzen (weiter-)entwickeln, die es ermöglichen, dass die Thematik verstärkt in die Pflegeausbildung integriert wird.

Methode: Für die vorliegende Arbeit wurde ein deskriptives Forschungsdesign gewählt, in welches der Ansatz der Evaluationsforschung integriert wurde. Die Daten wurden mittels eines Fragebogens zu zwei Zeitpunkten erhoben. Die Rekrutierung der Stichprobe erfolgte mittels einer Gelegenheitsstichprobe. Die Auswertung der Daten wurde anhand der Bestimmung von Häufigkeitsverteilungen vorgenommen.

Ergebnisse: Die Literaturrecherche zeigt, dass es keine spezifischen Programme für die Zielgruppe der Lehrenden der Gesundheits- und Krankenpflege gibt. Ergebnisse der ersten Evaluation weisen darauf hin, dass Inhalte und Methoden angemessen gewählt waren. Die zweite Evaluation zeigt, dass Inhalte und Methoden des Workshops noch nicht von allen Teilnehmenden in den Unterricht integriert werden konnten, da der Zeitrahmen zu kurz gewählt wurde.

Diskussion: Aus der Betrachtung der Ergebnisse resultiert, dass ein Workshop eine angemessene Form ist, um Lehrende vermehrt für eine spirituelle Dimension zu sensibilisieren. Außerdem konnten Lehrende mehr Sicherheit für eine mögliche Integration dieses Themas in den Unterricht gewinnen. Zukünftig sollten für Lehrende weitere Angebote eingerichtet werden, um die Wichtigkeit dieser Thematik verstärkt bewusst zu machen, wovon folglich auch PatientInnen profitieren.

Abstract

Background: Despite a significant decline from people, who follow traditional religious institutions, the phenomenon of individual religiosity and spirituality become more important in todays society. Additionally, the presence of caring professions in challenging and existential situations of people's lifes is a reason to pay more attention to a spiritual dimension and integrate it as a resource in the therapeutic process. The legal requirements postulate an integration of the spiritual dimension in the education of health professionals, however currently they are implemented insufficiently.

Objective: This research aims to develop, implement and evaluate a workshop on spiritual dimension in care. The workshop is designed on the basis of thematically similar programs described in literature especially for teachers in nursing schools for general health care. In the workshop teachers should get the chance to develop and enhance their competences with the aim, that they integrate the topic more often in nursing education.

Method: For this study, a descriptive research design was chosen, in which the approach of evaluation research has been integrated. The data were collected using a questionnaire at two time points. Teachers were recruited with the help of convenience sampling. The analysis of the data was carried out by applying frequency distributions.

Results: The literature search indicates an absence of specific programs for teachers in nursing education about the topic of a spiritual dimension. Results of the first evaluation indicate that the content and methods were chosen appropriately. The second evaluation shows that the major part of the participants was not able to integrate the content and methods of the workshop into their lessons until the date of second evaluation, because the time frame was chosen too short.

Discussion: Depending on the results, it can be stated, that a workshop is an appropriate form for sensitizing teachers on a spiritual dimension in nursing education. In addition, teachers were able to gain more confidence for a possible integration of this topic into the classroom. In the future more programs should be developed to build further awareness of the importance of the spiritual dimension in nursing education, which will lead to a benefit for the patients too.

1 Einleitung

Gesellschaftliche Entwicklungen seit der zweiten Hälfte des 20. Jahrhunderts, die mit diversen Säkularisierungsprozessen in Zusammenhang stehen, haben in Österreich einen deutlichen Rückgang der Anzahl derer, die sich etablierten Religionen beziehungsweise religiösen Institutionen zugehörig fühlen, zur Folge gehabt[3,4]. Trotz dieser Entwicklung nimmt das Phänomen individueller Religiosität und Spiritualität markant zu[5]. Dieser Trend wird zusätzlich durch weltweite Migrationsbewegungen und Globalisierungstendenzen verstärkt[6], was zu immer mehr multikulturellen und multireligiösen Gesellschaften führt[7]. In diesen Prozessen erlangt Religion zunehmend die neue Rolle persönlicher Sinnstiftung, der individuellen Zuordnung der eigenen Person in einem kultur- und religionspluralen Gefüge, welche insgesamt der Identitätsfindung dient[8]. Hinzu kommt, dass im deutschsprachigen Raum in den letzten Jahren eine steigende Anzahl von Forschungsarbeiten und Publikationen verzeichnet werden, die sich mit der spirituellen Dimension in den verschiedenen Kontexten des Gesundheitswesens beschäftigen[9-14]. Auch die Einführung eines Lehrstuhls für *spiritual care*, im Jahr 2010 an der Universität in München, soll die Relevanz des Themas hervorheben.

Zusätzlich zu diesen Entwicklungen ist die Pflege eine Profession, die in existentiellen Situationen von Menschen präsent ist. Begegnungen mit Menschen in herausfordernden Situationen und die häufige Konfrontation von Pflegenden mit Krankheit, Leid und Tod bedarf daher einem Menschenbild, das alle Dimensionen des Menschseins in den therapeutischen Prozess versucht als Ressource zu integrieren[9,14].

Gesellschaftliche Entwicklungen und genannte Herausforderungen des Berufsfeldes der Pflege an sich, lassen erkennen, wie wichtig eine Auseinandersetzung mit dieser Thematik ist. Auch gesetzliche Grundlagen definieren das Wahrnehmen und Integrieren der spirituellen Dimension als Aufgabe von Gesundheitsberufen. In dieser Diskussion übernehmen daher auch Ausbildungsstätten für den gehobenen Dienst der Gesundheits- und Krankenpflege und deren Curricula Verantwortung, um gesetzliche Forderungen zu erfüllen[14,15]. Denn die Berücksichtigung der jeweiligen spirituellen Dimension trägt maßgeblich zu einer verbesserten Pflegequalität[9,15,16] sowie gesteigertem Wohlbefinden[17] und Aktivierung vorhandener Ressourcen[11,18] bei PatientInnen bei.

Im offenen Curriculum des ÖBIG (2003)[19], das die Grundlage für die Pflegeausbildung in Österreich darstellt, wird im definierten Pflegeverständnis angeführt, dass es Aufgabe der

Pflegeperson sei, im jeweiligen Kontext auch spirituelle Unterstützung geben zu können. Allerdings werden im Offenen Curriculum in weiterer Folge keine spezifischen Inhalte präsentiert, die Auszubildende auf eine spirituelle Dimension sensibilisieren könnten[19]. Eine Ausnahme bietet hier das Unterrichtsfach der „Palliativ-Pflege", in dem der spirituellen Dimension – allerdings lediglich über eine religiöse Dimension – Zugang ermöglicht wird. Die Mehrdimensionalität des Spiritualitätsbegriffs wird im Offenen Curriculum demzufolge nicht ausreichend thematisiert.

Die Weltgesundheitsorganisation (WHO) zählt in der Bangkok Charta für Gesundheitsförderung (2005)[20] spirituelles Wohlbefinden, neben dem physischen, psychischen und sozialen, zu den Grundrechten jedes Menschen. Außerdem wird in der Definition von Palliativ Care der WHO (2002)[21] die spirituelle Dimension auf gleicher Ebene mit der physischen und psychischen Dimension gesehen. Diese Entwicklungen machen die Unumgänglichkeit einer Beschäftigung mit dieser Thematik auch in der Pflegeausbildung bzw. Pflegepraxis deutlich.

Vielfältige Zugangswege zu diesem Thema, die aber gleichzeitig auch für die Beschäftigung mit dieser Thematik hinderlich sein können, werden im Rahmen des Diskurses um den Bedeutungsumfang von Spiritualität ersichtlich. Demzufolge bietet die Pflegeforschung kontroverse Ansichten, wie Spiritualität im Kontext Pflege definiert und folglich einer spirituellen Dimension begegnet werden kann[22,23].

Spiritualität wird von diversen Autoren unterschiedlich definiert; andererseits ist aber auch festzustellen, dass die Festlegung einer einheitlichen Definition abgelehnt wird, da es sich um ein höchst individuelles Konzept von Sinnstiftung und Identitätsfindung handelt[14,24,25]. Konsens besteht allerdings bei einer Mehrheit der Autoren hinsichtlich einer Mehrdimensionalität des Konzeptes[6,22] Spiritualität. Daher wird Spiritualität anhand der Haltung *spiritual care* aller Professionen im Gesundheitswesen auch für die Pflegeausbildung und Pflegepraxis konkretisiert[9,10].

Zusätzlich zu den oben bereits erwähnten gesellschaftlichen Entwicklungen von Deinstitutionalisierung etablierter Religionen einerseits[4,6] und steigender Individualisierung von Religiosität und Spiritualität im Gefolge von Pluralisierung und Globalisierung der Gesellschaft andererseits[6], erlangten Naturwissenschaften immer größere Bedeutung, welche die spirituelle Dimension zunehmend ausklammerten[11]. Damit einhergehend entstand eine reduktionistische Perspektive, von der auch Gesundheitsberufe betroffen waren. Diese reduktionistische Perspektive beachtet Zusammenhänge zwischen Körper und Geist kaum und ist daher ein weiterer Grund für die Entstehung des Konzepts *spiritual care*[10]. Damit wird versucht einem Trend, der auch immer mehr in der Schulmedizin Einzug hält und der versucht, den Menschen in einer ganzheitlichen Perspektive zu betrachten, Rechnung zu tragen[14,26,27]. Dieses ursprünglich aus der Palliativ Care kommende Konzept meint eine Haltung, die innerhalb aller Professionen des Gesundheitswesens eingenommen werden soll und ist durch eine grundsätzliche Offenheit für die spirituelle Dimension des Menschseins charakterisiert[10,14]. Ausgehend von der Annahme, dass jedem Menschen eine spirituelle Dimension grundlegend eigen ist, ob diese religiös zu charakterisieren ist oder andere Dimensionen beinhaltet, kann die Haltung von *spiritual care* für jeden Menschen relevant sein. Daher können sich in *spiritual care* auch Menschen, die keiner Religion angehören oder aus anderen Kulturen beziehungsweise religiösen Traditionen kommen, angesprochen fühlen[9,17,28]. Dafür ist in allen Gesundheitsberufen ein salutogenetischer Blickwinkel Voraussetzung[11,18].

Außerdem kann die spirituelle Dimension als mögliche Ressource im Rahmen des Pflegeprozesses gesehen werden. Gerade Krankheiten können mit Lebensveränderung und Unsicherheit einhergehen, wodurch die spirituelle Dimension als Sinnstiftung an Bedeutung für das Individuum gewinnt[11,18,25]. Diese Annahme wird dadurch begründet, dass sie helfen kann, herausfordernde Situationen, die bei jeglicher Form von Krankheit und Pflegebedürftigkeit bestehen, leichter zu bewältigen. Diese Bewältigung basiert auf Basis einer Begleitung des Menschen, die alle Dimensionen des Menschseins miteinschließt[14]. Steinmann (2012)[11] fordert daher auch das Entwickeln eines neuen Menschenbildes auf der Grundlage eines bio-psycho-sozial-spirituellen Blickwinkels. Denn spirituelle Bedürfnisse stehen in Zusammenhang mit körperlichen, psychischen und sozialen Bedürfnissen und haben Einfluss auf deren Wünsche und Entscheidungen hinsichtlich medizinisch-pflegerischer Maßnahmen[10]. Dennoch soll es nicht das Ziel sein, *spiritual care* im Dienste klinischer Interessen zu sehen, da Spiritualität ansonsten instrumentalisiert werden würde. Vielmehr ist *spiritual care* die Wertschätzung des individuellen Lebens, die sich in einer respektvollen Haltung gegenüber spirituellen Lebensentwürfen zeigt. Diese ist infolgedessen von großer Relevanz, da sie den einzelnen Menschen aus seiner PatientInnen-Rolle herauslöst[10].

Kompetenzen, die für *spiritual care* beziehungsweise im Berücksichtigen einer spirituellen Dimension relevant sind, werden anhand von Kompetenzmodellen verdeutlicht. Diese überschneiden sich zwar mit sozialer Kompetenz, sind aber im Diskurs um Kompetenzen bezüglich *spiritual care* auch von zentraler Bedeutung. Dennoch ist Soziale Kompetenz von Kompetenz in *spiritual care* insofern abzugrenzen, als das letztere immer mit einer Beschäftigung und Reflexion über Spiritualität beim Individuum beginnen. Diese persönliche Wahrnehmung einer spirituellen Dimension bei sich selbst bildet die Ausgangsbasis hierfür, dass Pflegepersonen diese Dimension auch bei PatientInnen wahrnehmen können[10,29].

Die Pflegeausbildung erhält hier eine tragende Rolle und Verantwortung, insofern sie Auszubildende auf die spirituelle Dimension des Menschseins sensibilisieren und diese in curriculare Vorgaben vermehrt integrieren soll[15,16,23,26,30]. Die Vermittlung eines Basiswissens über Spiritualität sollte schon während der Grundausbildung der jeweiligen Berufe erfolgen. Spiritualität sollte demzufolge nicht als optionales, sondern als notwendiges Lernfeld gelten, um den ganzheitlichen Betreuungsgedanken in der Pflege zu implementieren[15,16].

Unsicherheit unter Lehrenden der Gesundheits- und Krankenpflege besteht dahingehend, mit welchen Inhalten und Methoden der spirituellen Dimension im Rahmen des Unterrichts und der Pflegepraxis begegnet werden kann[17,27,31]. Diese äußern oft Bedenken, mit welchen Inhalten und Methoden diese Thematik im Unterricht bearbeitet werden kann[32]. Für die spezifische Zielgruppe der Lehrenden der Gesundheits- und Krankenpflege existieren österreichweit keine Schulungsprogramme, die einen Zugang zur spirituellen Dimension erleichtern können.

Forderungen bestehen dahingehend, dass Programme entwickelt werden, die eine mögliche Integration der spirituellen Dimension in die Pflegeausbildung aufzeigen[1,17,26,30].

Somit sollen Lehrende der Gesundheits- und Krankenpflege sensibilisiert werden. In Folge dessen kann diese Sensibilisierung an Auszubildende weitergegeben werden, damit die spirituelle Dimension zukünftig auch in der Pflegepraxis berücksichtigt und integriert werden kann.

1.1 Ziel

Ziel dieser Forschungsarbeit ist die Entwicklung, Durchführung und Evaluation eines Workshops zur spirituellen Dimension in der Pflege auf Basis bereits bestehender Programme. Zielgruppe des Workshops sind Lehrende der allgemeinen Gesundheits- und Krankenpflegeschule, die befähigt werden sollen, das Gelernte in der Ausbildung an Auszubildende weiterzugeben.

1.2 Forschungsfragen

Um die Entwicklung, Konzeption, Evaluation und Revision eines Workshops zu ermöglichen, sollen folgende Forschungsfragen beantwortet werden:

- Wie kann ein Workshop zur Integration der spirituellen Dimension in den Unterricht, auf Basis bestehender Programme für Lehrende der allgemeinen Gesundheits- und Krankenpflege, gestaltet werden?

- Wie beurteilen teilnehmende Lehrende der Gesundheits- und Krankenpflege den Workshop hinsichtlich vermittelter Inhalte und Methoden?

- Konnte nach dem Workshop die spirituelle Dimension von Teilnehmenden vermehrt in den Unterricht integriert werden?

2 Theoretischer Rahmen

Im theoretischen Rahmen sollen allgemeine Hintergründe zur Thematik gegeben und die Grundlagen der Konzeption des Workshops diskutiert werden.

2.1 Begriffsklärung Spiritualität im Kontext Pflege

In der Literatur gibt es unzählige Definitionen von Spiritualität allgemein sowie in einem spezifischen Kontext. Daher soll im Folgenden eine Begriffsklärung im Kontext dieser Forschungsarbeit vorgenommen werden.

Spiritualität ist in seiner heutigen Verwendung sowie Bedeutung ein sehr unscharfer Terminus[22,23,33,34]. Häufig als Synonym für Religion oder Religiosität gebraucht, verrät der Begriff etwas über seine Herkunft[4,6,27,33,35]. Ursprünglich, im 19. Jahrhundert, kommt der Begriff aus der katholischen Tradition des französischen Sprachraums und meint verschiedene Formen katholischer Lebenspraxis und Frömmigkeitsübungen, wie beispielsweise Exerzitien. Unter „spiritus" ist ursprünglich der (heilige) Geist im Sinne einer christlichen Glaubenslehre gemeint, wobei in der postmodernen Religiosität „Geist" „für eine unspezifische „Geistigkeit" oder „Innerlichkeit" des Menschen, für kosmische Energien und heilende Kräfte, für die Sehnsucht nach Ganzheitlichkeit steht[6,34].

Von Spiritualität ist in der Postmoderne der Begriff „Religion" insofern abzugrenzen, als dass dieser immer von einer speziellen Konfession ausgeht. Religiosität ist dabei die rein individuelle Ausdifferenzierung von Glaubensvorstellungen, Riten und Praktiken einer Religion[6,36].

Wird über Spiritualität in einem pflegerisch/medizinischen Kontext diskutiert, muss der Begriff weiter präzisiert werden. Allerdings wird eine Definition in pflegewissenschaftlichen Forschungsartikeln kontrovers diskutiert. Bei bestimmten Autoren geht die Diskussion bezüglich einer Definition von Spiritualität bereits so weit, dass eine Universalisierbarkeit dieses Konzepts abgelehnt wird. Argumentiert wird damit, dass es sich bei Spiritualität um ein höchst individuelles Konzept handelt, das für jedes Individuum etwas anderes bedeuten kann[14,22,25]. Dieser Ansicht schließen sich Forscher an, die meinen, dass durch das Aufstellen einer Definition das Konzept Spiritualität zu stark eingeengt wird, wodurch Barrieren entstehen können. Wenn den Ausgangspunkt nur eine spezifische Definition bildet, könnte es sein, dass hinsichtlich Spiritualität in der Pflege wichtige Aspekte übersehen werden, die für ein anderes Individuum von Bedeutung sein könnten[22,23].

Im Gegensatz zu diesen Positionen betonen andere Forscher sehr wohl die Wichtigkeit einer Definition, um ein Verständnis von Spiritualität zu erreichen. Henry 2006[23] spricht sich gegen das Verwenden von Ausdrücken, wie beispielsweise Spiritualität als „Kraft", „Energie" aus, denn Spiritualität kann auch mit Hilfe dieser Begriffe nicht einheitlich und für alle Individuen zutreffend definiert werden. Dieser Ansicht wird entgegengesetzt, dass ohne eine Verwendung geläufiger Ausdrücke in den Definitionen, ein größeres Verständnis von Spiritualität unter Individuen nicht erreicht werden kann[23]. Konsens besteht allerdings bei einer Mehrzahl von Autoren bezüglich einer Mehrdimensionalität von Spiritualität, die unterschiedliche Ausprägungen haben kann[6,22,37].

Im Rahmen der vorliegenden Arbeit soll trotz einer, wie erwähnt, schweren Universalisierbarkeit einer Definition von Spiritualität der Versuch unternommen werden, eine Begründung für das Heranziehen von drei Definitionen zu geben. Erstens soll die Taxonomie von McSherry&Cash (2004)[22] verwendet werden. Zweitens wird auf die Definition von Steinmann (2011, 2012)[11,38] Bezug genommen, die anhand der Taxonomie von McSherry&Cash (2004) in verschiedene Dimensionen aufgegliedert wird. Drittens soll die Definition von Spiritualität des Hospizvereins Steiermark der Arbeitsgruppe für Spiritualität[39] angeführt werden.

Im Folgenden soll die Taxonomie gezeigt werden, die McSherry&Cash (2004) entwickelt haben, um die Multidimensionalität von Spiritualität zu verdeutlichen.

DESKRIPTOREN

Theistisch	Religiös	Sprache	Kulturell/ Politisch	Phänomenologisch	Existentiell	Lebensqualität	Mystisch
Glaube an ein höheres Wesen und/oder kosmologische Kräfte. Nicht unbedingt an „Gott", aber ein göttliches Wesen.	Zugehörigkeit – Glaube an Gott, Durchführung bestimmter religiöser Praktiken, Bräuche und Rituale.	Individuen verwenden eine gewisse Redeweise, wenn sie Spiritualität definieren, wie beispielsweise innere Stärke oder innerer Frieden.	Soziale Ideologie/ politischen Position, die das Verhalten/ Haltungen von Individuen beeinflussen. Abhängig von einer Welt über-greifenden Haltung.	Aus vielfältigen positiven wie negativen Situationen und Erfahrungen des Lebens lernen.	Eine systematische Philosophie vom Leben und Sein. Finden von Sinn, Ziel und Erfüllung in allen Ereignissen des Lebens.	Auch wenn Lebensqualität nicht explizit angesprochen wird, so wird sie implizit gemeint.	Beziehung zwischen dem transzendenten, interpersonelle, trans-personalen und einem Leben nach dem Tod.

Links..Rechts

Tab. 1: Taxonomie der Mehrdimensionalität des Begriffs Spiritualität (McSherry&Cash 2004)

8

Die Wichtigkeit dieser in der Taxonomie präsentierten Dimensionen wird vom jeweiligen Individuum festgelegt, abhängig von Überzeugungen, Werten und Lebenserfahrungen oder Weltanschauungen. Außerdem setzt die Taxonomie voraus, dass individuelle Weltanschauungen bestimmend für die jeweilige Definition von Spiritualität sind. Hinweisen möchten die Autoren der Taxonomie speziell auf zwei Formen der Spiritualität, auf die „Historische/Alte" und „Post-Moderne" Form. Die „Historische-Form" fokussiert die Kennzeichen religiös und theistisch und ist somit anschaulicher, da Indikatoren wie der Glaube an Gott oder religiöse Aktivität eine konstante Erklärung bereitstellen. Die „Post-Moderne-Form", wie Suche nach Sinn im Leben oder nach Beziehung, nimmt Bezug zu phänomenologischen und existentiellen Merkmalen, die jeweils eigene Werte, Überzeugungen und Haltungen reflektieren. Diese zwei Perspektiven illustrieren, dass sich Individuen mit einer, mehrerer oder sämtlicher dieser Beschreibungen entlang des Kontinuums identifizieren können, abhängig etwa von ihren Moralvorstellungen oder ihren Überzeugungen. So soll die Subjektivität und die persönliche Natur einer Definition nochmals betont werden. Denn, wenn Pflegepersonal ein Bewusstsein für die verschiedenen Ausprägungen von Spiritualität entwickelt, wird es eher aufmerksam für die Notwendigkeit einer sensiblen Haltung, sobald die spirituelle Dimension im Rahmen des Pflegeprozess zum Thema wird[22].

Hinsichtlich der Annahme, dass eine soziale Ideologie auch Teil von Spiritualität sein kann, äußern sich Heller&Heller (2014)[10] kritisch. Sie warnen vor der Entwicklung, den Begriff Spiritualität zu einer „Worthülse" (Heller&Heller) verkommen zu lassen, „die alles oder nichts bedeuten kann" (p.59). Sie sprechen sich dahingehend aus, dass der Begriff Spiritualität immer Bezug zu einer Transzendenz aufweisen muss, sonst handle es sich nicht um Spiritualität[10].

Auch McSherry&Cash (2004) sehen eine zu breite Entwicklung des Begriffs Spiritualität ebenfalls als fraglich an, da der Terminus dadurch seine Bedeutung verlieren könnte. Allerdings meinen beide Autoren auch, dass, wenn die Breite des Begriffs nicht gegeben ist, viele Denkrichtungen von Individuen, beispielsweise eine atheistische Haltung, keinen Platz fänden, was ebenso kritisch zu betrachten ist. Daher auch ihr Anliegen, die von ihnen entwickelte Taxonomie in voller Breite darzustellen und so das Konzept Spiritualität für jegliche individuelle Überzeugungen zu öffnen[22].

Im Folgenden soll die Definition von Steinmann (2011, 2012)[11,38] dargestellt werden. Diese wird anschließend in die jeweiligen Dimensionen anhand der Taxonomie gegliedert:

„Spiritualität kann als positiver Grundwert, als eigene, existentielle Dimension des Menschseins definiert werden, die getragen ist von der Sehnsucht nach Lebenserfüllung und Sinnerfahrung jenseits von Leben und Tod. Sie manifestiert sich in einem individuellen dynamischen Entwicklungs- und Bewusstseinsprozess in allen Lebensphasen und Lebensbereichen in verschiedenen Lebensweisen und Lebensorientierungen und verbindet über die innere Erfahrung einer transzendenten Wirklichkeit mit Umfeld und Umwelt."[11,38]

Die Begründung für die gewählte Definition, unter einer großen Vielfalt anderer Definitionen, ergibt sich daraus, dass durch diese Definition eine Vielzahl von Dimensionen abgedeckt wird. In dieser Definition lassen sich sechs Dimensionen ausmachen, die auch in der Taxonomie beschrieben werden. Dies ist deswegen relevant, da sich dadurch eine größere Anzahl von Menschen angesprochen fühlen kann, wenn in einer Definition von Spiritualität möglichst viele Dimensionen inbegriffen sind. Denn, wie bei McSherry&Cash (2004)[22] ersichtlich, ist Spiritualität ein hoch individuelles Konstrukt, in das sich Menschen mit ihrer jeweils persönlichen Definition entlang des Kontinuums einordnen können. Daher war es ein Anliegen der Verfasserin, eine Definition zu finden, die möglichst viele Dimensionen abdeckt. Die Einschränkung der gewählten Definition liegt allerdings darin, dass die Dimensionen „Theistisch" und „Religiös" nicht vorhanden sind, also die Positionen auf der linken Seite des Kontinuums. Es wird in der gewählten Definition in keiner Weise von einer Beziehung zu einem Gott, Gottheiten oder einem höheren Wesen gesprochen. Das Fehlen dieser personalen Dimensionen ist nach Meinung der Verfasserin damit zu rechtfertigen, dass sich Menschen in der heutigen stark säkularisierten bzw. individualisierten und religionspluralen Welt möglicherweise nicht angesprochen fühlen könnten, wenn diese konkrete Wortwahl in einer Definition aufgegriffen wird. So kennen etwa verschiedene süd- und süd-ost asiatische oder afrikanische Religionen keinen persönlichen Gott oder Gottheiten, was aber nicht heißt, dass das Phänomen Transzendenz keine Rolle spielt[40]. Wobei natürlich nicht zu vergessen ist, dass eine theistisch, religiöse Perspektive für viele Menschen eine wichtige Dimension von Spiritualität darstellt. Da aber in der gewählten Definition von einer Verbindung zu einer „transzendenten Wirklichkeit" die Rede ist, können sich auch jene Menschen an dieser Stelle angesprochen fühlen, für die eine theistisch, religiöse Dimension im Rahmen ihrer persönlichen Auslegung von Spiritualität wichtig ist.

Tab. 2 soll verdeutlichen, welche Dimensionen der Taxonomie sich in der oben angeführten Definition wiederfinden:

Tab. 2: Definition nach Steinmann (2011, 2012) aufgegliedert in die Dimensionen der Taxonomie nach McSherry&Cash (2004) (Zuordnung der Dimensionen von der Verfasserin durchgeführt)

Definition	Dimension nach der Taxonomie
„Spiritualität kann als positiver Grundwert...	*Dimension der Lebensqualität*
...als eigene, existentielle Dimension des Menschseins definiert werden, die getragen ist von der Sehnsucht nach Lebenserfüllung und Sinnerfahrung jenseits von Leben und Tod...	*Existentielle Dimension*
...Sie manifestiert sich in einem individuellen dynamischen Entwicklungs- und Bewusstseinsprozess in allen Lebensphasen und Lebensbereichen...	*Phänomenologische Dimension*
...in verschiedenen Lebensweisen und Lebensorientierungen...	*Kulturell/Politische Dimension*
...und verbindet über die innere Erfahrung einer transzendenten Wirklichkeit mit Umfeld und Umwelt."	*Mystische und Sprachliche Dimension*

Zusätzlich zu der Taxonomie und oben angeführten Definition soll die Definition des Hospizvereins Steiermark der Arbeitsgruppe für Spiritualität gezeigt werden:

„Spiritualität begegnen wir in der Sehnsucht der Menschen nach Sinn und Wert ihres Lebens. Wir begegnen ihr, wenn Menschen existentielle Fragen stellen und nach Antworten suchen. Um Spiritualität geht es in der Sehnsucht nach Leben, in der Erfahrung der Endlichkeit und im Aushalten der Spannung zwischen beiden"[39].

Ersichtlich wird aus dieser Definition, dass der Fokus auf eine existentielle Dimension gelegt wurde, die speziell im Kontext Pflege bedeutend ist[10,11,38]. Denn Menschen, die mit persönlichen Herausforderungen oder Krisen kämpfen, beschäftigen sich neben physischen, psychischen und sozialen Fragen vor allem auch mit existentiellen Fragen. In diesem Prozess wünschen sie sich vom Gesundheitspersonal ebenso Unterstützung, als wenn es um körperliche Belange geht[14,25]. Ersichtlich wird in dieser Definition auch ein „Überkonfessioneller Anspruch", der bei Beschäftigung mit der spirituellen Dimension von PatientInnen von Bedeutung ist. Dieser Anspruch meint eine Offenheit für alle Konfessionen, denen PatientInnen angehören. So sollen PatientInnen vor einer Vereinnahmung hinsichtlich einer bestimmten Konfession geschützt werden, und es soll die Möglichkeit eröffnet werden, verschiedenen persönlichen Überzeugungen, wie auch konfessionellen Zugehörigkeiten, tolerant und respektvoll zu begegnen[10,11,39].

2.2 Das Konzept spiritual care

Auf Grundlage der durchgeführten Begriffsklärung sowie der Begründung für zwei gewählte Arbeitsdefinitionen von Spiritualität für diese Forschungsarbeit soll nun das dazugehörige Konzept *spiritual care* näher erläutert werden.

Maßgebend beeinflusst wurde die Entwicklung des Konzeptes *spiritual care* von der Palliativ und Hospizbewegung[10,41]. Wie oben beschrieben, wird daher auch in der Definition von Palliativ Care die spirituelle Dimension als zentrale Aufgabe der Gesundheitsberufe gesehen. Nach Cisley Sounders, Pionierin im Bereich der Palliativ Care, erfordert *spiritual care* eine mehrdimensionale und multidisziplinäre Hermeneutik[12]. In diesem Prozess wird *spiritual care* anhand einer konkreten Haltung, die durch eine grundsätzliche Offenheit auch für eine spirituelle Dimension im Rahmen des therapeutischen Prozess gekennzeichnet ist[14] von allen beteiligten Professionen im Krankheitsprozess festgemacht[25,42]. In dieser Grundhaltung aller Professionen einer Organisation geht es um die mögliche Begleitung in existentiellen- und Sinnfragen. Es soll herausgefunden werden, welche Rolle persönliche Überzeugungen in der Krankheitsbewältigung einnehmen, und ob die spirituelle Dimension mögliche hilfreiche Ressourcen für den/die PatientIn bereit hält[10,42,43]. *Spiritual care* kann somit der Versuch sein, dem Anderen und dem Geist, der ihn erfüllt, respektvoll Raum zu geben[44] und meint nicht die Abarbeitung einer Reihe von Pflegetätigkeiten[41]. Laut Baldacchino (2006)[41] steht daher nicht das „Tun" im Zentrum von *spiritual care*, sondern das „Sein" und meint nach Borasio (2012)[45] eine umfassende Sorge um den kranken Menschen. So orientieren sich in *spiritual care* Gesundheitsberufe an Bedürfnissen kranker Menschen und an deren oft unspezifischen multireligiösen wie nicht-religiösen oder eben spirituellen Wünschen[46].

Ziel von *spiritual care* ist demzufolge, das Weltbild von PatientInnen mit den jeweiligen Überzeugungen und Entscheidungen nachzuvollziehen zu versuchen, um zu verstehen, welche Rolle diese Vorstellungen in Gesundheit und Krankheit einnehmen[14]. Ein weiteres

12

Ziel spiritueller Begleitung ist es, spirituelle Ressourcen zu aktiveren und erfahrbar zu machen[45]. Das Pflegepersonal nimmt hier eine tragende Rolle ein, da diese Berufsgruppe die meiste Zeit mit PatientInnen verbringt[41]. Dies gelingt in einer Haltung von Offenheit, Respekt, Toleranz, Achtsamkeit sowie Vorurteilslosigkeit für die jeweiligen Überzeugungen von PatientInnen und kann deren Krankheitsbewältigung und der damit zusammenhängenden Sinnfindung erleichtern[14].

Der Begriff *spiritual care* wird in der Literatur als Breitbandbegriff definiert, der vieles beinhalten und transportieren kann[13]. Diese Eigenschaft trifft auf die derzeitigen Strukturen unserer Gesellschaft zu[46]. Ein Krankenhaus kann mit einem Mikrokosmos verglichen werden, indem auch gesamtgesellschaftliche Entwicklungen von Bedeutung sind. So spiegeln sich alle soziokulturellen Veränderungen und Herausforderungen der Gesellschaft auch in einem Krankenhaus wider. Denn alle in einem Krankenhaus Tätigen legen ihre Alltagsidentität am Eingang eines Krankenhauses nicht ab, sondern bleiben neben ihrer professionellen Tätigkeit eigenständige Individuen. Das gleiche gilt natürlich auch für PatientInnen, die durch ihre Multikulturalität, –religiosität und durch verschiedene Deutungen von Spiritualität den Kontext Krankenhaus wesentlich mitbestimmen[5]. Spiritual *care* soll daher ebenso Menschen ansprechen, die sich keiner Religion zugehörig fühlen oder die aus verschiedenen religiösen Traditionen kommen. Es soll eine Haltung sein, in der alle Menschen mit ihren verschiedenen Weltbildern Begleitung finden können, sofern sie diese wünschen. Dieser Anspruch ist besonders relevant im Hinblick auf heutige gesellschaftliche Entwicklungen.

Ausschlaggebend für die Entwicklung von *spiritual care* sind daher multikulturelle- und multireligiöse Gesellschaften, die mit einer steigenden Anzahl an Menschen unterschiedlicher religiös-kultureller Zugehörigkeiten in Gesundheitsrichtungen behandelt werden[10,22,28].

Ein weiterer Grund für die Entstehung des Konzeptes *spiritual care* besteht im Trend heutiger westlicher Kulturen, der darin ersichtlich wird, dass sich eine steigende Anzahl von Menschen von institutionellen Kirchen und Religionsgemeinschaften abkehren. Und trotzdem haben Religiosität – in einem weiteren Sinn – und die Suche nach Spiritualität nicht abgenommen[5]. Schaupp (2014)[5] meint dazu: „Dem Rückgang institutionell gebundener Religiosität entspricht eine Zunahme individueller spiritueller Suche" (p.17). Es wird an dieser Stelle auch von einem Individualisierungstrend gesprochen, der zunehmend die These der Säkularisierung ablöst und als Ergebnis eine pluralistisch geprägte Gesellschaft hat, in der die Selbstbestimmung ein wesentliches Merkmal darstellt. In der gegenwärtigen religionssoziologischen Forschung wird daher von „Multiplen religiösen Identitäten" oder „Spirituellen Wanderern" gesprochen[47].

Eine dritte Motivation für die Entwicklung von *spiritual care* ist, dass gerade im Kontext Krankenhaus spirituelle Bedürfnisse und Fragen stärker in den Mittelpunkt rücken, weil Menschen an diesem Ort mit oft schicksalhaften Diagnosen oder Lebensveränderungen konfrontiert werden, die ihre Lebenspläne in Frage stellen können. Gesundheitseinrichtungen im intra- und extramuralen Bereich sind daher Orte existentieller Grenzerfahrungen, die Ohnmacht und Kontrollverlust über das eigene Leben erzeugen können. All dies provoziert spirituelle Fragen, beispielsweise nach dem Sinn und Wert des Lebens[5]. In der Konfrontation mit dieser Art von Grenzen steigt die Relevanz, dass eine spirituelle Dimension berücksichtigt wird[48].

Zusätzlich zu diesen gesellschaftlichen Entwicklungen ist *spiritual care* die Kritik am biomedizinischen-Maschinenmodell des Menschen und regt an von Neuem über Zusammenhänge von Körper und Geist nachzudenken[10,26,30,49,50]. Die Berücksichtigung von Spiritualität im Gesundheitswesen, als Teil eines personenzentrierten, ganzheitlichen Sorgekonzepts, kann mittlerweile als konsensuell betrachtet werden[10,27,41,49,50].

Voraussetzung für spiritual care ist, wie aus diesen Zusammenhängen hervorgeht, ein salutogenetischer Blickwinkel, der Spiritualität als Schlüsselelement des auf Aron Antonovsky zurückgehenden Kohärenzgefühls sieht. Dies ist darin begründet, dass *spiritual care* sich mit den drei Komponenten des Kohärenzgefühls, der Verstehbarkeit, Handhabbarkeit und Sinnhaftigkeit/Bedeutsamkeit des persönlichen Lebens beschäftigt. Diese Auseinandersetzung lässt ein Vertrauen in diesen drei definierten Bereichen wachsen und so das Kohärenzgefühl steigen. Das Kohärenzgefühl wird daher als Vertrauen beschrieben, Herausforderungen bewältigen zu können und diese als sinnvoll zu sehen[11,18].

Um den verschiedenen hoch individualisierten spirituellen Bedürfnissen von Patientinnen und Patienten nachzukommen, wurden in den letzten Jahren verschiedene Instrumente zur Erfassung spiritueller Bedürfnisse entwickelt[44,51,52]. Da aufgrund kultureller Unterschiede die Übernahme von Instrumenten eines Kulturraums in einen anderen, in diesem Bereich als kritisch zu hinterfragen sind, können Instrumente, die spirituelle Bedürfnisse erheben, aus dem englischen Sprachraum oftmals nicht in den deutschsprachigen Kulturraum übernommen werden[51]. Daher soll an dieser Stelle das „Halbstrukturierte klinische Interview SPIR", das vom Münchner Lehrstuhlinhaber für *spiritual care* und seiner Arbeitsgruppe speziell für den deutschsprachigen Raum entwickelt wurde, erwähnt werden[51-53]. Erste Forschungsergebnisse zeigen bereits eine gute Durchführbarkeit sowie Praktikabilität für die Praxis sowie eine ebenso hohe Akzeptanz von Seiten der PatientInnen und des Gesundheitspersonals[52]. Zweiter Aspekt lässt wiederum auf die Relevanz schließen, die spirituelle Dimension in den therapeutischen Beziehungsprozess vermehrt zu verankern[52,53].

Zusammenfassend kann gesagt werden, dass dem Gesundheitspersonal in der Haltung von *spiritual care* die Rolle einer ersten Anlaufstelle zukommt, in der versucht wird, die spirituelle Dimension bei PatientInnen wahrzunehmen. Wobei alleine das Signalisieren einer Gesprächsbereitschaft für PatientInnen bedeutend sein kann[54]. *Spiritual care* kann daher auch als eine Art Schirm verstanden werden, unter dem sich verschiedene Konzepte und Berufsgruppen in dieser offenen, wahrnehmenden Haltung wiederfinden[13,46].

2.3 Kompetenzmodelle in spiritual care

Im Offenen Curriculum des Österreichischen Bundesinstitutes für Gesundheitswesen (ÖBIG) 2003[19] wie auch im Kompetenzmodell des Österreichischen Gesundheits- und Krankenpflegeverbandes (ÖGKV) 2011[55] werden Kompetenzbereiche sowie deren Ausprägungen definiert. Um auch hier die Thematik der Kompetenzen und Kompetenzentwicklung hinsichtlich der Berücksichtigung einer spirituellen Dimension in der Pflege und Pflegeausbildung aufzugreifen, sollen die zwei relevanten Kompetenzbereiche soziale Kompetenz sowie Kompetenzen in *spiritual care* diskutiert werden.

In der Literatur kommt es bei Autoren zu keiner klaren Abgrenzung zwischen sozialer Kompetenz und Kompetenzen für *spiritual care*. Daher soll hier im Folgenden eine mögliche Abgrenzung bzw. Vereinbarkeit thematisiert werden.

Der Begriff „soziale Kompetenz" ist ein häufig verwendeter Begriff, doch, gleich wie der Spiritualitätsbegriff, ohne allgemeingültige Definition. Die jeweiligen Formulierungen und das Verständnis von sozialer Kompetenz sind je nach Wissenschaftsdisziplin unterschiedlich[56].

Ausgehend von der pädagogischen Perspektive zählen laut Kompetenzmodell für Pflegeberufe des ÖGKV (2011) folgende Attribute zu der Sozialkompetenz: Teamfähigkeit und Hilfsbereitschaft, Soziale Verantwortung, Fairness, Kooperationsbereitschaft und Einfühlungsvermögen, Kommunikationsfähigkeit, Delegationsfähigkeit, Toleranz, Äußern von konstruktiver und sachlicher Kritik, sowie Verantwortung für sich selbst, für andere und für bestehende Aufgaben übernehmen, u.a.

Folgende Definition von Sozialkompetenz des Kompetenzmodells (ÖGKV)[55] soll verdeutlichen, wie diese im Kontext Pflege bzw. Pflegepädagogik lauten kann: „Sozialkompetenz umfasst alle Kenntnisse, Fertigkeiten und Fähigkeiten, die dazu befähigen, in den Beziehungen zu Menschen situationsadäquat zu handeln"(p.87).

Diese Definition zeigt, dass es soziale Kompetenz isoliert nicht gibt, vielmehr ist es ein „Bündel an Eigenschaften und Kompetenzen"[57] und nach Riemann&Allgöwer 1993[57] somit ein multidimensionales Konzept. Dennoch gewinnt gerade in der Gesundheits- und Krankenpflege die Kommunikationsfähigkeit an Bedeutung, da multidisziplinäre Zusammenarbeit immer wichtiger und eine Kooperation mit Menschen anderer kultureller Hintergründe immer häufiger wird[58].

Aus der Motivationstheorie kommt der Ansatz, dass soziale Kompetenzen im Leben durch aktiven Austausch erworben werden, also nicht angeboren sind[58]. Hinsichtlich der Kompetenzen in *spiritual care* geht das von Hagen&Raischl (2009) entwickelte Kompetenzmodel von einer gegensätzlichen Annahme aus, denn dieses Modell postuliert, dass eine spirituelle Grunddimension jedem Menschen angeboren ist[29].

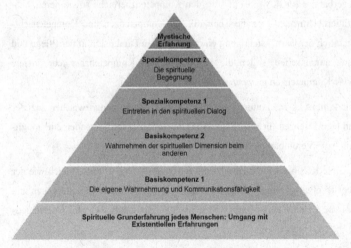

Abb. 1: Kompetenzen in *spiritual care* (angelehnt an Hagen&Raischl 2009)

Kompetenzen in *spiritual care* werden von Hagen und Raischl (2009)[29] (siehe Abb. 1) auf der ersten Ebene als eine individuelle Dimension dargestellt, die jeder Mensch mitbringt, da sie existentielle Tiefen berühren. Die spirituelle Dimension zeigt sich im Verhalten der

Menschen, wie diese mit Erfahrungen existenzbedrohender oder existenzbegründender Situationen umgehen.

Auf der der nächsten Ebene, der Basiskompetenz 1, geht es um eine bewusste Versprachlichung von spirituellen Erlebnissen oder um das Suchen nach Ausdrucksformen der jeweils eigenen spirituellen Dimension.

Auf der Ebene der Basiskompetenz 2 ist das Wahrnehmen existentieller Erfahrungen beim anderen eine Herausforderung, die ohne die persönliche Reflexion aus der vorhergehenden Stufe nicht möglich wäre. Das Wahrnehmen der spirituellen Dimension bei anderen Personen ist in der Pflegepraxis eine wichtige Kompetenz.

Bei Betrachtung der Spezialkompetenz 1 geht es nun darum, aus der gewonnenen Wahrnehmung in ein Gespräch zu gehen und dieses wiederum zu reflektieren. Denn in solchen Gesprächen besteht immer die Gefahr, jemand anderen von seinen persönlichen Erklärungsmodellen überzeugen zu wollen. Daher ist Reflexionsfähigkeit ein wichtiges Element dieser Ebene. Außerdem gilt es, für individuelle Deutungen offen zu sein, was wiederum einen hohen Anspruch in der jeweilig konkreten Situation erfordert, vor allem aber dann, wenn Deutungen der anderen Person mit der eigenen Erfahrungswirklichkeit oder Bildern divergent sind.

Die Qualität der nächsten Ebene, der Spezialkompetenz 2, besteht darin, dass versucht werden soll, sich in den Bildern und Kommunikationsformen der anderen Person auszukennen, sowie die Bedeutung der Wörter in ihrer jeweiligen Individualität zu begreifen. So kann ein gemeinsamer Weg gegangen werden, aus dem die Person zu Kraftquellen gelangt. Damit dies gelingt, bedarf es allerdings einer Ausbildung, die gewährleisten soll, dass eine Offenheit für die Vielzahl von Lebensentwürfen besteht und angenommen werden kann. An dieser Stelle ist in besonderer Weise zu erwähnen, dass bis zur Spezialkompetenz 2 Schulungen durchgeführt werden können, um Kompetenzen in *spiritual care* zu entwickeln bzw. zu vertiefen.

Die letzte Ebene, die der mystischen Erfahrung, geht von der Begegnung mit einer transzendenten Wirklichkeit aus, die nicht erlernbar ist. Diese ist allerdings im Kontext Pflege und Pflegeausbildung nicht von Bedeutung.

An diesem Modell wird ersichtlich, dass spirituelle Kompetenz immer beim Individuum beginnt. Dieses schafft sich seine spirituelle Basis, um sich anschließend dem Anderen zuwenden zu können. Hier liegt ein erheblicher Unterschied zu sozialer Kompetenz, denn diese braucht ein Gegenüber, um sichtbar zu werden.

Ab der Basiskompetenz 2 (Wahrnehmen der spirituellen Dimension beim Anderen) gibt es dennoch Überschneidungen von spiritueller Kompetenz zu sozialer Kompetenz. Denn oben genannte Attribute des ÖGKV (2011) von sozialer Kompetenz, wie beispielsweise Kommunikationsfähigkeit oder Einfühlvermögen, sind laut Kompetenzmodell für die spirituelle Kompetenz ebenso von großer Bedeutung.

In der letzten Ebene des Modells kommt es allerdings wieder zu einer klaren Trennung der Kompetenzbereiche. Denn die mystische Erfahrung bezieht sich wieder auf das Individuum selber und benötigt kein Gegenüber.

Das heißt, in ihrem Ausgangspunkt und Endpunkt unterscheiden sich nach dem Kompetenzmodell von Hagen&Raischl (2009) soziale Kompetenz und Kompetenz in *spiritual care* und es kommt in den Bereichen der Basiskompetenz 2 bis zu Spezialkompetenz 2 zu einer Überschneidung der beiden Kompetenzbereiche.

Diese individuumsbezogene Perspektive des ersten Modells kann durch ein weiteres von Heller&Heller (2014)[10] ergänzt werden, das verschiedene Kompetenzebenen von *spiritual care* aus dem Blickwinkel einer gesamten Organisation betrachtet. Bei dieser Perspektive geht es nicht nur darum, was einzelne Personen aus Gesundheitsberufen für Kompetenzen benötigen, sondern auch um das multidisziplinäre Team und die Organisation mit ihren verschiedenen Rollen und Funktionen, die die Haltung von *spiritual care* umsetzen sollen.

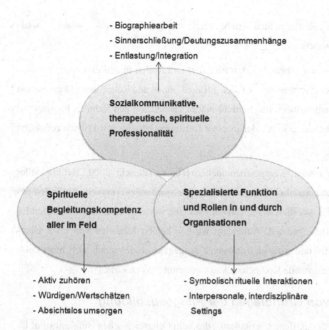

- Biographiearbeit
- Sinnerschließung/Deutungszusammenhänge
- Entlastung/Integration

Sozialkommunikative,
therapeutisch, spirituelle
Professionalität

Spirituelle
Begleitungskompetenz
aller im Feld

Spezialisierte Funktion
und Rollen in und durch
Organisationen

- Aktiv zuhören
- Würdigen/Wertschätzen
- Absichtslos umsorgen

- Symbolisch rituelle Interaktionen
- Interpersonale, interdisziplinäre
  Settings

Abb. 2: Kompetenzebenen in *spiritual care* (Heller&Heller 2014)

Dieses Modell der Kompetenzebenen wird in drei Bereiche gegliedert. Der erste Bereich der „Sozialkommunikativen, therapeutisch, spirituellen Professionalität" meint eine Haltung aller professionell und ehrenamtlich Tätigen einer Organisation, in der jeder Mensch als Autorität seines spirituellen Lebens respektiert wird. *Spiritual care* würde demnach zum Fundament einer allgemeinen Sorgekultur in einer Organisation. Voraussetzung dafür ist allerdings, dass Menschen aus ihrer Krankenrolle herausgelöst werden und dass sich auch das Gesundheitspersonal wie ehrenamtlich Tätige persönlich mit Unsicherheiten und grundsätzlichen Fragen des Lebens auseinandersetzen. Damit sollen sie Offenheit für die konkrete Lebenssituation von Menschen, die sich aufgrund diverser Erkrankungen in herausfordernden Phasen ihres Lebens befinden, signalisieren.

Von dieser Ebene der allgemeinen spirituellen Kompetenz geht es zu der Ebene der besonderen spirituellen Kompetenz, welche als „Spirituelle Begleitungskompetenz aller im Feld" bezeichnet wurde. Auf dieser Ebene geht es neben der traditionellen Rolle der Seelsorge und verschiedener religiöser ExpertInnen, um alle Professionen im Gesundheitswesen, die ein persönliches spirituelles Interesse ausbilden und in ihren Tätigkeitsbereich einbringen.

Die Kompetenzen überschneiden sich hier mit therapeutisch- sowie sozial-kommunikativen Kompetenzen.

Auf der dritten Ebene der „spezialisierten Funktion und Rollen in und durch Organisationen" werden Aspekte angesprochen, die sich auf Funktionen und Rollen einer Organisation beziehen. So soll beispielsweise das Leitbild einer Organisation den Rahmen für *spiritual care* bereitstellen oder der „Geist", der in einer Institution besteht, soll kritisch reflektiert werden.

Gemeinsam ist den beiden Kompetenzmodellen (Hagen&Raischl 2009, Heller&Heller 2014) der Aspekt der persönlichen Beschäftigung mit spirituellen Themen von Seiten des Gesundheitspersonals. Auf diesem Fundament baut eine weitere Begleitung von PatientInnen in spirituellen Belangen auf. Außerdem wird in beiden Modellen von einer Überschneidung spiritueller und sozialer Kompetenz ausgegangen, die somit auch Indiz dafür ist, dass soziale und spirituelle Kompetenz kaum getrennt werden kann.

2.4 Reflexion von Grundlagen der Pflegeausbildung

Österreichweit wird das „Offene Curriculum", das vom Österreichischen Bundesinstitut für Gesundheitswesen (ÖBIG) 2003[19] herausgegeben wurde, für die Ausbildung des gehobenen Dienstes für Gesundheits- und Krankenpflege herangezogen[19]. In diesem Curriculum wird im oben definierten Pflegeverständnis postuliert, dass während eines Pflege- und Beziehungsprozesses die physische, psychische, soziale und spirituelle Dimension von PatientInnen und deren Familien im jeweiligen gesellschaftlichen Kontext unterstützt werden soll[19]. Dieser Forderung wird bei nachstehenden inhaltlichen Ausführungen im Curriculum nicht nachgekommen, da die spirituelle Dimension im Lehrplan keine explizite Auseinandersetzung findet. Lediglich im Fach „Palliativ Pflege" wird versucht, die spirituelle Dimension verstärkt in der Pflegeausbildung aufzugreifen und in den Unterricht miteinzubeziehen. Diese Tatsache ergibt sich aus der Definition von Palliativ Care, die 1990 von der WHO formuliert und 2002 weiterentwickelt wurde[21]. In dieser Definition wird die Unterstützung von Anliegen spiritueller Art als gleich bedeutende Aufgabe der Gesundheitsberufe in der Palliativpflege verdeutlicht, wie die Sorge um eine physische oder psychische Dimension[21].

Die WHO bezieht nicht nur in der Definition von Palliativ Care die spirituelle Dimension mit ein. Auch in der Bangkok Charta für Gesundheitsförderung (2005) wird von der WHO ausdrücklich gefordert, dass neben dem physischen, psychischen und sozialen Wohlbefinden spirituelles Wohlbefinden gleichermaßen ein fundamentales Grundrecht eines jeden Menschen ist[20].

Auch der Ethikcode des International Council of Nursing (ICN 2000) sieht die Rolle des Gesundheits- und Krankenpflegepersonals darin, eine Umgebung zu schaffen, die Menschenrechte, Werte, Bräuche und spirituelle Überzeugungen des Individuums oder von Familien und Gemeinschaften respektiert[59].

Anhand dieser Erläuterungen soll deutlich werden, wie wichtig es ist, Lehrende hinsichtlich einer spirituellen Dimension zu sensibilisieren. Denn in weiterer Folge sollen diese fähig sein, Auszubildenden im Unterricht die spirituelle Dimension näher zu bringen, damit Auszubildende wiederum bei PatientInnen vermehrt fähig sind, diese Dimension wahrzunehmen.

2.5 Konzeption des Workshops

Die Konzeption des Workshops wurde basierend auf bereits bestehenden Programmen aus der Literatur, didaktischer Modelle sowie dem ASSET-Modell entwickelt. Überlegungen zur Konzeption sollen im Folgenden thematisiert werden.

Bestehende Programme

Vor der Konzeption des vorliegenden Workshops wurde eine Literaturrecherche durchgeführt, um bereits bestehende Programme zur Thematik ausfindig zu machen. Insgesamt konnten international zehn Programme gefunden werden, die sich mit der Thematik in der Pflege und auch Pflegeausbildung beschäftigen. Die Programme wurden anhand der Kriterien Ziele, Inhalte, pädagogisch-didaktische Methoden, Zeit und Zielgruppe miteinander verglichen, um Gemeinsamkeiten und Unterschiede zu eruieren. Inhaltliche Aspekte wie die Begriffsdefinition von Spiritualität beziehungsweise *spiritual care*, die Abgrenzung dieser Begriffe zu Religion und Religiosität und auch das Wahrnehmen der spirituellen Dimension wurden in den konzipierten Workshop integriert. Keine Berücksichtigung fand im geplanten Workshop eine Differenzierung hinsichtlich des Themas aus Perspektive verschiedener Personengruppen, wie beispielsweise Spiritualität bei chronisch kranken Menschen, sterbenden Menschen, geriatrischen PatientInnen usw. Auf eine Thematisierung hinsichtlich verschiedener Religionen und deren kultureller und gesellschaftlicher Besonderheiten wurde ebenso verzichtet, da dies nur einen Teilaspekt des Konzepts Spiritualität darstellt und laut Offenem Curriculum bereits in die Ausbildung integriert ist [19].

Hinsichtlich pädagogisch-didaktischer Methoden wurde versucht, vielfältige Methoden anzubieten und so auch eine Balance zwischen Methoden der Wissensvermittlung und interaktiver Methoden zu finden. Außerdem wurde darauf geachtet, dass eine Durchführung der Methoden auch in einer Unterrichtssituation mit Auszubildenden möglich ist. Das heißt, dass Lehrende selbige Methoden bei der Bearbeitung der Thematik der spirituellen Dimension im Unterricht anwenden können.

Der Zeitrahmen dieses Workshops betrug insgesamt 8 Unterrichtseinheiten zu je 45 Minuten. Dieses Zeitpensum wurde in 2 Schulen auf zwei Tage zu je 4 Unterrichtseinheiten aufgeteilt. An restlichen zwei der vier Schulen wurden alle 8 Unterrichtseinheiten an einem Tag durchgeführt. Dieser Zeitrahmen wurde entsprechend den Zeitressourcen von Lehrenden angepasst, um eine entsprechende Motivation der Teilnehmenden zu fördern. Allerdings wurde darauf geachtet, dass der Zeitrahmen eine Vertiefung in die Thematik sowie in die Durchführung interaktiver Methoden zulässt.

In den Ergebnissen und dem Anhang (siehe Abschnitt 8.2) wird ein detaillierterer Vergleich der Programme dargestellt.

Didaktische Modelle

Didaktische Modelle sind laut Tutor (2003)[60] „Theoriegebäude, die das didaktische Handeln umfassend und systematisch aus einer bestimmten theoretischen Perspektive zu beschreiben versuchen und damit zur Analyse und Planung von didaktischem Handeln dienen" (p.312).

Aus der Perspektive der didaktischen Modelle waren für die Konzeption des Workshops daher insbesondere die Konstruktivistische und Subjektive Didaktik relevant, da es sich hier um eine Form der Erwachsenenbildung handelt.

Konstruktivistische Konzepte gehen von der These aus, dass jeder Mensch seine eigene Wirklichkeit und damit auch seine eigene Spiritualität konstruiert. Sie berücksichtigt individuelle Wissens- und Lernvoraussetzungen und meint, dass sich Inhalte an Voraussetzungen und Bedürfnissen der Bildungsteilnehmer orientieren müssen, wenn es zu keiner Behinderung der Lernprozesse kommen soll[61]. Erwachsene eignen sich Lerninhalte effektiv an, wenn diese handlungs- und praxisrelevant sind. Das bedeutet konkret, wenn Inhalte für die individuelle Lebensgestaltung sinnvoll und hilfreich erscheinen oder wenn sie einen Neuigkeitswert haben und wenn sie in ein bestehendes kognitives System integrierbar sind. Dies erhöht die Wahrscheinlichkeit einer erfolgreichen Adaption von Lerninhalten[62]. Das individuelle Lernen kann durch ein Lernen in Gruppen mit Gleichgesinnten Unterstützung finden. Wissen, Deutungsmuster und Einsichten werden von anderen Lernenden hinterfragt, wodurch eine Weiterentwicklung in Gang gesetzt wird[63].

Im Rahmen des Workshops wurden von der Verfasserin Ziele der Konstruktivistischen Didaktik dahingehend verfolgt, dass, um ein effektives Lernen zu ermöglichen, in der Planung bereits versucht wurde, mit neuen, praxisrelevanten Lerninhalten an bestehende Wissenssysteme anzuknüpfen. Dafür soll eine Lernumgebung geschaffen werden, die durch selbstgesteuerte, aktive Prozesse Lernen ermöglichen soll. Außerdem wird durch Reflexionen den Teilnehmenden die Möglichkeit gegeben, ihre jeweils persönlichen Wirklichkeiten und Deutungsmuster hinsichtlich des Themas und ihrer Erfahrungen auszutauschen. Im Mittelpunkt steht dabei die Perspektive der Ressourcenorientierung, die davon ausgeht, dass Teilnehmende wichtige Ressourcen mitbringen, die entsprechend für Problemlösungsprozesse herangezogen werden können[60].

Neben der Konstruktivistischen Didaktik wurde auch die Perspektive der Subjektiven Didaktik miteinbezogen. Subjektorientierte Bildung meint, dass von außen kommende Impulse und Angebote nur die im Lernenden stattfindenden Bildungsprozesse anregen können. Jeder Mensch ist dabei ein in sich geschlossenes und einmaliges System, das eine eigene Bewusstseins- und Verhaltensstruktur darstellt. Für den Lernenden besteht das Mitgeteilte zunächst lediglich aus Informationen. Die Bedeutung, die den Informationen individuell zugeschrieben wird, hängt von Vorwissen und mitgebrachten sozialen Deutungsmustern ab. Um aus diesen Informationen und deren Deutungen Wissen entstehen zu lassen, bedarf es der Verknüpfung mit Erfahrung[63].

Ziele der subjektiven Didaktik sollen in der Planung des Workshops verankert werden, indem neue Informationen mit der Erfahrung der Teilnehmenden Verknüpfung finden. So soll Lernenden die Möglichkeit gegeben werden, Erfahrungen zu reflektieren und in Gruppenarbeiten mit neuen Informationen zu vernetzen.

ASSET- Modell (Narayanasamy 1999, 2006)

Die Planung des Workshops berücksichtigte neben den bereits erwähnten Grundlagen die Grobstruktur des überarbeiteten ASSET-Modells (actioning spitituality and *spiritual care* education and training in nursing) von Narayanasamy (1999, 2006)[1]. Dieses Modell stellt eine Möglichkeit dar, herauszufinden, welche Inhalte hinsichtlich der spirituellen Dimension im Unterricht aufgegriffen und mit Auszubildenden thematisiert werden können.

Die drei Schwerpunkte des Modells in entsprechender Reihenfolge sind: „Selbstreflexion", „Spiritualität allgemein" und die „spirituelle Dimension im Kontext Pflege".

In der Phase der Selbstreflexion sind persönliche Wertereflexion und Entwicklung einer Sensibilität hinsichtlich des Themas erstrebenswerte Outcomes.

Im Mittelpunkt der nächsten Phase stehen Aspekte, die allgemein das Thema Spiritualität aufgreifen. Daher sind vermehrtes Wissen über die Dimensionen von Spiritualität und Aspekte der holistischen Betrachtungsweise als Outcomes anzustreben.

Letzterer Bereich soll spezifisch die spirituelle Dimension im Kontext Pflege thematisieren. Hierbei soll eine Sensibilisierung für diese Dimension sowie daraus resultierend eine Steigerung der Pflegequalität, durch Aufgeschlossenheit für diese Dimension, während des Pflegeprozesses als Outcome erzielt werden[1,2,23]. Dieses Modell wurde bereits in anderen Programmen für das Näherbringen der spirituellen Dimension bei Auszubildenden in der Pflegeausbildung angewandt[41].

Auf Basis dieses Modells wurde die Grundstruktur des Workshops entwickelt. Ausgehend vom ersten Schwerpunkt geht es um Inhalte, die eine Selbstreflexion ermöglichen. Hier wurden solche Inhalte gewählt, die eine Reflexion der persönlichen Einstellungen zum Thema Spiritualität anstreben.

In der Folge wurden Inhalte ausgesucht, die sich auf einer allgemeinen Ebene mit der Thematik Spiritualität und *spiritual care* sowie mit den dazugehörigen Themenkomplexen beschäftigen. Dazu zählen im Workshop Themen wie Klärung der Konzepte Spiritualität und *spiritual care* sowie Reflexion der Grundlagen der Pflegeausbildung, wie im theoretischen Rahmen dieser Arbeit bereits vorgestellt.

Als letzter und größter Schwerpunkt wurden Inhalte thematisiert, die speziell das Thema im Kontext Pflege beleuchten und zu einer Sensibilisierung beitragen sollen. Hierbei wurden die symbolische Kommunikation mit Fallbeispielen, die spirituelle Anamnese durch das Kennenlernen des Halbstrukturierten klinischen Interviews SPIR und zuletzt die Kompetenzen in *spiritual care* für die Pflege bearbeitet.

Die Themen, die in den jeweiligen drei Schwerpunkten des Modells gebracht wurden, decken sich größtenteils mit Inhalten des theoretischen Rahmens; nur die symbolische Kommunikation und die spirituellen Anamnese wurden im Workshop detaillierter behandelt.

Wahl der pädagogisch-didaktischen Methoden

An erster Stelle soll hier eine Begründung für die Wahl des Begriffes „Workshop" gegeben werden. Zweitens wird darauf folgend eine detaillierte Begründung der pädagogisch-didaktischen Methodenwahl für die Workshop Konzeption, aufbauend auf die vier Phasen von Quilling&Nicoline (2009)[64], vorgenommen. Diese gliedern die Workshop-Konzeption durch Überlegungen zur räumlichen Gestaltung, Einstiegs-, Arbeits- und Schlussphase. Abschließend sollen diese Ausführungen in der tabellarischen Workshop-Planung zusammenfassend dargestellt werden, um einen Gesamtüberblick des Workshops zu ermöglichen.

Unter Workshop ist ein Treffen zu verstehen, in dem eine Bearbeitung ausgewählter Themen anhand von aktiven Methoden im Vordergrund steht[65]. Laut Lipp&Will (2008)[66] gelten neben den Grundelementen, Arbeit in einer Gruppe bezüglich einer bestimmten Aufgabestellung, außerhalb der Routinearbeit, folgende Merkmale: Teilnehmende sind Spezialisten oder Betroffene, Leitung durch eine/n ModeratorIn als ExpertIn, großzügiges Zeitbudget und Ereignisse wirken über den Workshop hinaus[66]. Diese Aspekte treffen auf den geplanten Workshop zu. Dieser kann insofern auch von einem Seminar, einer Veranstaltung oder einer Schulung abgegrenzt werden, als dass die Themen vorwiegend interaktiv sowie anhand von Übungen durchgeführt werden und traditioneller Frontalunterricht nicht vorgesehen ist. Zusätzlich werden kurze Inputs durch das Einbeziehen der Teilnehmenden, die währenddessen zu Diskussion motiviert werden, durchgeführt.

Eine produktive und freundliche Arbeitsatmosphäre am Veranstaltungsort sollte bereits vor dem Eintreffen der Teilnehmenden geschaffen werden. Dazu zählt eine bewusste Anordnung der Sitzplätze, eine entsprechende Ordnung im Raum, insbesondere keine beschrifteten Tafeln oder Flipcharts, wohl aber funktionstüchtige Medien[64]. Dies soll im geplanten Workshop durch einer entsprechend vorbereiteten Sitzordnung in Kreis-Formation mit eine ansprechend gestalteten Mitte aus Tüchern, einem Bild und einem Blumenstrauß sowie durch das Beachten allgemeiner Ordnung im Raum verwirklicht werden.

In der Phase des Einstiegs werden Weichen für den weiteren Verlauf gelegt, und so gewinnt der Einstieg eine besondere Bedeutung. Die Einstiegsphase kann durch eine Spannung zwischen Neugierde und Unsicherheit sowie Zurückhaltung charakterisiert werden. Am Beginn einer Veranstaltung ist der Orientierungsbedarf erhöht; ihm sollte daher genügend Aufmerksamkeit geschenkt werden. Behilflich kann hierfür eine Einteilung in folgende drei Phasen sein: Phase der organisatorischen- und inhaltlichen Orientierung sowie die Phase des gegenseitigen Kennenlernens[64]. Die Phase der organisatorischen Orientierung beinhaltet die zeitliche Strukturierung (Beginn, Pausen, Ende) sowie räumliche Aspekte (Toiletten, Garderobe, Getränke,...). Diese rein organisatorischen Fragen sollten behandelt werden, bevor zur inhaltlichen Orientierung übergegangen wird[64]. In der Phase der inhaltlichen Orientierung geht es um einzelne Inhalte, die Teilnehmende erwarten. Diese sollen anhand eines roten Fadens aufgezeigt werden und somit einen Überblick geben[64]. Die organisatorische sowie inhaltliche Orientierung sollen im Workshop zu Beginn berücksichtigt und anhand einer Power Point Präsentation transparent gemacht werden. Durch die Phase des gegenseitigen Kennenlernens finden Rollenklärungen hinsichtlich der Qualifizierung der leitenden Person sowie dem Kennenlernen der anderen Teilnehmenden statt. Hier ist es sinnvoll, gemeinsame Interaktionsregeln aufzustellen, welche der Einzelperson Orientierung geben sowie die Gruppenidentität stärken. Beispielsweise kann hier Pünktlichkeit nach der Pause vereinbart werden oder über ein mögliches gegenseitiges Ansprechen (Vorname, Nachname, per „Sie", per „Du") diskutiert werden. Nachdem sich alle Teilnehmenden etwas kennengelernt haben, sollten Erwartungen diskutiert werden. Mit einer Erwartungsabfrage soll auf den kommenden Arbeitsprozess vorbereitet werden[64]. Die Phase des Kennenlernens wird in vorliegenden Workshop mit der „Blitzlicht" Methode ermöglicht. Hier geht es einerseits um ein Kennenlernen und andererseits darum, Teilnehmenden die Möglichkeit zu geben, ihre Erwartungen an den Workshop zu verbalisieren.

Die Arbeitsphase hat das Thematisieren, Bearbeiten, Reflektieren, Diskutieren bestimmter Inhalte zum Ziel[64]. Da die Inhalte anhand des oben beschriebenen ASSET-Modells (1999, 2006) gewählt wurden, soll hier auch die Methodenwahl anhand der drei Schwerpunkte des Modells erläutert werden.

Anhand der Struktur des ASSET-Modells wurden im geplanten Workshop für die ersten beiden Schwerpunkte, „Selbstreflexion" und „Spiritualität/*spiritual care* allgemein", folgende Methoden gewählt (siehe Tab. 3).

Tab. 3: Methoden des Workshops vorkommend in den Schwerpunkten „Selbstreflexion" und „Spiritualität/spiritual care" des ASSET-Modells

Methode	Inhalt/Ablauf/Sozialform	Ziel
„Definitionen-Mix-Spiritualität"	Selbstreflexion mit anschließender PartnerInnendiskussion und neuer	TN reflektieren ihre Selbstwahrnehmung

	Definitionsformulierung in der Gruppe.	von Spiritualität und lernen von Erfahrungen anderer TN.
„3-Ecken-Spiel"[67]	Austausch in der Gruppe über persönliche Erfahrungen zum Thema der spirituellen Dimension in der Pflegepraxis und Pflegeausbildung	TN reflektieren ihre Erfahrungen in der Pflegepraxis und der Pflegeausbildung und diskutieren darüber in der Gruppe.
„Gedankenexperiment"[68]	Selbsterfahrung in Einzelarbeit zu spiritueller Anamnese	TN erfahren, wie es sich anfühlen kann, Fragen verschiedener Dimensionen (physisch, spirituell) in einer spezifischen Situation gestellt zu bekommen.
„Lehrgespräch"[64]	Power Point Präsentation zu allgemein theoretischen Hintergrundinformationen zum Konzept Spiritualität und *spiritual care*	TN können Begrifflichkeiten nachvollziehen und voneinander abgrenzen.

Alle anderen geplanten Methoden des Workshops beziehen sich auf den dritten Schwerpunkt im Modell, der „spirituellen Dimension im Kontext Pflege". Dieser Schwerpunkt soll anhand folgender Methoden bearbeitet werden (siehe Tab. 4).

Tab. 4: Methoden des Workshops vorkommend im Schwerpunkt „Die spirituelle Dimension im Kontext Pflege" des ASSET-Modells

Methode	Inhalt/Ablauf/Sozialform	Ziel
„Tafelbild"[69] und „Fallbeispielarbeit"[25,70]	Symbolische Kommunikation	TN kennen die drei Ebenen symbolischer Kommunikation und können Aussagen in den Fallbeispielen auf 3 Ebenen

		deuten.
„Hörprobe"	*spiritual care*	TN hören eine Zusammenfassung über wichtigste Punkte von Spiritual Care.
"Jig-saw Puzzle"[71]	Textarbeit zum Konzept *spiritual care* in Einzelarbeit und anschließend Gruppe.	TN kennen Schwerpunkte des Konzepts *spiritual care*.
„Lehrgespräch"[64]	Spirituelle Anamnese	TN kennen das Halbstrukturiertes Interview „SPIR" und Forschungsergebnisse dazu.
„Rollenspiel"[69]	Spirituelle Anamnese-Interview anhand des Halbstrukturierten klinischen Interviews „SPIR"	TN erfahren den Umgang mit dem Instrument SPIR und reflektieren ihre Wahrnehmung hinsichtlich der Befragung.
„Fish-Bowl"[62]	Kompetenzen in *spiritual care*	TN reflektieren unter Einbezug bearbeiteter Inhalte, welche Kompetenzen bei Pflegepersonen für *spiritual care* nötig sind.
"Gruppendiskussion"[64]	Modell „Kompetenzen in *spiritual care*": Hagen&Raischl 2009	TN vergleichen persönliche Wahrnehmung mit der des Kompetenzmodells.

Der Schlussphase einer Veranstaltung ist ebenso viel Bedeutung beizumessen wie der Phase des Einstiegs. Wichtig sind erstens Zusammenfassung und Transfer, zweitens Feedback, drittens Evaluation und viertens die Verabschiedung vorzubereiten[64].

Bei Zusammenfassung und Transfer ist es bedeutend, begonnene Inhalte zu einem sachlichen Ende zu bringen. Ablauf und Inhalte sollen hier anhand eines roten Fadens nochmals zusammengefasst werden. Anschließend sollen Transfer-Überlegungen, die eventuell schon Thema bei einzelnen Schwerpunkten waren, aufgezeigt werden. Hier ist es wichtig, dass Teilnehmende wiederum eine Vorstellung bekommen, wo bearbeitete Inhalte Bedeutung in ihrem Beruf und Alltag haben[64]. „Erst das verleiht dem neuen Wissen die entsprechende Bedeutsamkeit und garantiert langfristige Lernerfolge"[64]. Dies wurde in der Planung des Workshops anhand der Methode „Inselübung" berücksichtigt. So soll Teilnehmenden eine individuelle Sicherung der für sie relevanten Inhalte und Methoden ermöglicht werden[72].

Nachdem der inhaltliche Teil abgeschlossen wurde, soll das Feedback ein Resümee über den Lernprozess geben. Es geht darum, wie die Teilnehmer den Ablauf des Workshops erlebten und was für sie hilfreich beziehungsweise nicht angemessen war. Für das Feedback sollte genügend Zeit geplant werden, da Teilnehmende unter Zeitdruck oft nur das Nötigste sagen und so ein solches Feedback ineffektiv bleibt[64].

Als Methode für ein ausführliches Feedback wurde erneut die „Blitzlicht" Methode gewählt. Diese soll Teilnehmenden die Möglichkeit geben, eine detaillierte Rückmeldung über das Erleben des Workshops zu geben, Verbesserungsvorschläge vorzubringen und andere positive wie negative Erfahrungen mitzuteilen.

Für einen Gesamtüberblick des geplanten Workshops, mit dazugehörigen pädagogisch-didaktischen Methoden, siehe zusammenfassend die vollständige tabellarische Planung im Anhang (siehe Abschnitt **Fehler! Verweisquelle konnte nicht gefunden werden.**).

3 Forschungsmethode

In folgendem Abschnitt soll die methodische Vorgehensweise transparent gelegt werden, um eine Nachvollziehbarkeit der Forschungsmethodik zu ermöglichen.

3.1 Forschungsdesign

Diese empirische Forschungsarbeit weist einen beschreibenden Charakter auf und folgt daher dem deskriptiven Forschungsdesign. Deskriptive Forschung meint die Untersuchung sowie Beschreibung von Phänomenen in Situationen des täglichen Lebens[73-75]. Dieses Design zählt zu den nicht-experimentellen Forschungsdesigns[75] und ermöglicht im Rahmen dieser Arbeit Auskünfte über die Angemessenheit eines konzipierten Workshops hinsichtlich der Inhalte und Methoden sowie einer Veränderung im Unterricht nach der Sensibilisierung in Form eines Workshops.

Zur Umsetzung dieser empirischen Forschung wird zusätzlich zum deskriptiven Design der Ansatz der Evaluationsforschung integriert. Evaluationsforschung meint die Bewertung von Programmen, Behandlungen, Dienstleistungen oder der Praxis anhand von wissenschaftlichen Forschungsmethoden[76] und wird hauptsächlich im Rahmen der Qualitätssicherung eingesetzt[74]. Da sich die im Rahmen der Evaluationsforschung gewonnenen Daten immer auf bestimmte Programme in einem spezifischen Umfeld beziehen, ist die Übertragung in einen anderen Kontext meist schwer[74]. Evaluationsstudien können erstens formativ sein, was die Einschätzung eines Programms während seiner Durchführung meint, sowie die Bewertung von Prozessen fokussiert. Die zweite Art der Evaluation wird als summative Evaluation bezeichnet. Hier werden die Ergebnisse eines Programms nach dessen Durchführung beurteilt[74-76]. Dabei bedienen sich summative Evaluationen meist quantitativer und formative Evaluationen qualitativer Methoden[74]. Da in dieser Forschungsarbeit der Ansatz der summativen Evaluation verfolgt wird, werden dazu entsprechende quantitative Methoden in der Datenanalyse herangezogen.

3.2 Setting

Die Auswahl der Institutionen für Teilnehmende des Workshops begrenzt sich auf Schulen der allgemeinen Gesundheits- und Krankenpflege des Landes Steiermark. Aufgrund einer vielfältigen Anzahl an Schulen in der Steiermark sowie gleicher curricularer Vorgaben ist diese Begrenzung angemessen. Detaillierte Angaben über jene Einrichtungen, aus denen Teilnehmende kommen, sollen hier aufgrund ethischer Überlegungen nicht angeführt werden. Es handelt sich um vier Einrichtungen von unterschiedlicher Größe. Einrichtung A mit rund 800 Ausbildungsplätzen und etwa 40 internen Lehrenden. Einrichtung B umfasst rund 300 Ausbildungsplätze und etwa 13 interne Lehrende sowie Einrichtung C und D mit jeweils 150 Ausbildungsplätzen und 6 internen Lehrenden.

3.3 Sample

Die Auswahl der Teilnehmenden erfolgte durch eine zweckgebundene Gelegenheitsstichprobe[74]. „Gelegenheitsstichprobe" meint die Auswahl von Personen, die für die Studie leicht zugänglich und verfügbar sind[74,76]. „Zweckgebunden" ist die Stichprobe aufgrund der Auswahlkriterien der Lehrenden[74] (siehe Tab. 5).

Um an die Stichprobe zu gelangen, nahm die Verfasserin mit DirektorInnen der jeweiligen Einrichtungen Kontakt auf. Diese leiteten durch schulinterne Informationsnetzwerke die Einladung zum Workshop an alle Lehrenden der jeweiligen Einrichtung weiter. Interessierte am Workshop melden sich wiederum bei den DirektorInnen und werden als Teilnehmende am Workshop registriert. Insgesamt konnten 30 Lehrende von Allgemeinen Gesundheits- und Krankenpflegeschulen rekrutiert werden. Die Stichprobengröße allgemein hängt aber von verschiedenen Faktoren ab, etwa dem Forschungsdesign, der Strategie der Stichprobenauswahl oder der zur Verfügung stehenden Grundgesamtheit[74]. Die Stichprobe weist in dieser Forschungsarbeit die Charakteristika der Stichprobe einer Pilotstudie auf, und ist aus diesem Grund eher klein[75,76].

Die Grundgesamtheit der Stichprobe setzt sich aus Lehrenden von Schulen der allgemeinen Gesundheits- und Krankenpflege in ganz Österreich zusammen. In der Stichprobe wird diese auf den Raum Steiermark begrenzt sein. Einheitliche gesetzliche sowie curriculare Vorgaben ermöglichen dennoch einen österreichweiten Ausblick der Untersuchungsergebnisse.

Die folgende Tabelle soll die Ein- und Ausschlusskriterien der Stichprobe transparent darlegen (siehe Tab. 5).

Tab. 5: Ein- und Ausschlusskriterien der Stichprobe

Einschlusskriterien der Teilnehmenden	Ausschlusskriterien der Teilnehmenden

Berufstätigkeit an Schulen für Allgemeine Gesundheits- und Krankenpflege in der Steiermark	Berufstätigkeit an Schulen für psychiatrischen Gesundheits- und Krankenpflege in der Steiermark
Berufstätigkeit an der Schule zur Vorbereitung auf die Ausbildung im gehobenen Dienst für Gesundheits- und Krankenpflege in der Steiermark	Berufstätigkeit an Schulen für Kinder- und Jugendpflege in der Steiermark
	Abwesenheit während eines Termins bzw. mehr als zwei Stunden des Workshop

3.4 Datenerhebung

Im Folgenden soll die Datenerhebung dargestellt werden. Zu Beginn werden Aspekte zur Fragebogenerhebung gebracht und anschließend die Entwicklung der Fragebögen näher erläutert.

Fragebogenerhebung

Als Methode der Datenerhebung wurde eine schriftliche Fragebogenerhebung zu zwei Zeitpunkten mit Teilnehmenden des Workshops durchgeführt. Die schriftliche Befragung wird eingesetzt, wenn es beispielsweise um die Sammlung von Daten über Wissen, Meinungen, Überzeugungen und Erfahrungen der Teilnehmenden geht[74]. Vorteile einer Fragebogenerhebung sind die Möglichkeit der Anonymisierung, ein hoher Standardisierungsgrad sowie deren Praktikabilität, welche es ermöglichen, zur gleichen Zeit viele Daten schnell und effizient zu sammeln[74].

Die schriftliche Fragebogenerhebung wurde direkt nach dem Workshop und zwei Monate danach durchgeführt. Die erste Evaluation wurde von der Verfasserin direkt nach dem Workshop an Teilnehmende ausgeteilt, nachdem von ihnen eine schriftliche Informations- und Einwilligungserklärung unterzeichnet wurde. Für die zweite Evaluation wurde der Fragebogen per Mail an die Teilnehmenden gesendet sowie zusätzliche Kopien in der Direktion der Schule hinterlegt, um eine Erreichbarkeit des Fragebogens sicherzustellen. Die ausgefüllten Fragebögen der ersten Evaluation wurden anschließend direkt eingesammelt, während für die Fragebögen der zweiten Evaluation eine Box in der Direktion aufgestellt wurde, um die ausgefüllten Fragbögen dort sammeln zu können. Diese Box wurde danach von der Verfasserin dieser Forschungsarbeit in den Schulen abgeholt, beziehungsweise wurden die Evaluationsbögen von einer Schule an die Verfasserin geschickt.

Die zwei Evaluationen fanden im Zeitraum Dezember 2013 bis Mai 2014 statt.

Dabei willigten die Teilnehmenden an der Evaluation freiwillig über einen schriftlichen „informed consent" ein.

Fragebogenentwicklung

In der Gestaltung des Fragebogens wurden geschlossene Fragen erstellt und offene Fragen ergänzend formuliert. Der Vorteil geschlossener Fragen liegt darin, dass sie meist einfacher und mit geringerem Aufwand zu beantworten sind. Außerdem ist eine quantitative Auswertung bei geschlossenen Fragen, die einen hohen Standardisierungsgrad aufweisen, leichter möglich. Der Nachteil von geschlossenen Fragen besteht in der Begrenzung der Wirklichkeit, da Antworten immer nur einen kleinen Ausschnitt berücksichtigen und daher lediglich Antworten ermöglichen, die vorher bereits festgelegt wurden[74-76]. Aus diesem Grund werden im Rahmen dieser Arbeit zusätzlich offene Fragen verfasst, die Teilnehmenden an der Evaluation eine Beantwortung mit eigenen Worten ermöglichen, um so einen tieferen Einblick in die Thematik zu geben[76]. Dabei können sich Sichtweisen erschließen, die durch geschlossene Fragen nicht erhoben hätten werden können[74].

Als Antwortformat der geschlossenen Fragen wird ein dichotomer Typus gewählt, bei dem zwei Ausprägungen der Antwort vorliegen und die Entscheidung in der Beantwortung demnach zwischen zwei Alternativen liegt[74]. Die Begründung für die Wahl eines dichotomen Antwortformates liegt in der kleinen Stichprobe dieser Forschungsarbeit, die sich auf ein mehrkategorielles Antwortformat einer Ratingskala zu sehr verteilen würde, folglich könnte die Aussagekraft der erhobenen Daten geschwächt werden.

Der erste Fragebogen wurde entwickelt, um die Angemessenheit der Inhalte und Methoden des Workshops zu evaluieren. Ein weiterer Fragebogen wurde für einen späteren Zeitpunkt erstellt, damit erhoben werden kann, ob Inhalte und Methoden des Workshops bereits in den Unterricht integriert werden konnten.

Da laut Mayer (2011)[74] eine Unterteilung des Fragebogens in einzelne Themengebiete zum vermehrten Verständnis und zur besseren Übersicht beiträgt, wurden im konzipierten Fragebogen die geschlossenen Fragen in zwei Schwerpunkte „Evaluation der Inhalte" und „Evaluation der Methoden" unterteilt.

Pretest

Die zwei Fragebögen wurden mittels eines Pretests durch vier Personen, die Gesundheits- und Pflegewissenschaft mit Schwerpunkt Pädagogik absolvierten und am gesamten Pilot-Workshop teilnahmen, auf ihre Qualität hin geprüft.

Nach dem Pretest wurden auf Anregung der Pretest-Teilnehmenden, beim ersten Evaluationsbogen jeweils freie Zeilen, die auf geschlossene Fragen folgten, für mögliche Anmerkungen hinzugefügt. Die einzelnen Items waren für die Pretest-Teilnehmenden logisch und verständlich und wurden genauso beibehalten. Eine der offenen Fragen wurde von allen Pretest-Teilnehmenden als nicht relevant beurteilt und daher herausgenommen.

Am zweiten Evaluationsbogen wurde, nach einer Beurteilung der Teilnehmenden des Pretests, die Wortwahl von zwei Items verändert, um eine bessere Verständlichkeit zu erzielen. Weiters wurde eine der offenen Fragen durch eine neue anderen Inhalts ersetzt, da diese dem Inhalt einer anderen offenen Frage zu sehr ähnelte.

3.5 Datenanalyse und Validierung

Zur Analyse der geschlossenen Fragen wurden Häufigkeiten mittels Microsoft Excel analysiert, was aufgrund einer klein gehaltenen Stichprobe passend war. Die Häufigkeiten wurden aufgrund eines vorliegenden nominalen Datenniveaus bestimmt, um Aussagen darüber zu geben, welche Merkmalswerte in welchen Häufigkeiten vorkommen[74,76].

Die Analyse der offenen Fragen erfolgte anhand einer Clusterbildung, welche ebenso mit Hilfe von Häufigkeitswerten interpretiert wurde. Die Begründung für diese Wahl liegt darin, dass es sich bei der Auswertung der offenen Fragen anhand einer Kategorienbildung um ein nominales Datenniveau handelt, das anhand von Häufigkeiten interpretiert werden kann[74,76]. Da die quantitative Auswertung von offenen Fragen die Bildung von Kategorien voraussetzt, was laut Mayer (2011) oft ein schwieriger sowie interpretativer Prozess ist, wurden die Kategorien durch die Expertise einer Zweitbegutachterin des Institutes für Pflegewissenschaft an der Medizinischen Universität Graz eingeschätzt und überprüft[74].

Da die Stichprobe klein gehalten ist, können Ergebnisse der Datenanalyse als Tendenzen interpretiert werden.

3.6 Ethische Überlegungen

Die Methoden dieser Arbeit werden so gewählt, dass der Persönlichkeitsschutz der Teilnehmenden an der Evaluation zu jeder Zeit gewahrt ist. Durch eine informierte schriftliche

Zustimmung („informed consent") wurden Teilnehmende vor der Evaluation über den gesamten Verlauf aufgeklärt und ihnen versichert, dass Daten so verarbeitet werden, dass keine Rückschlüsse auf ihre oder andere Personen möglich sind. Außerdem wurde darauf aufmerksam gemacht, dass die Teilnahme am Workshop dem Prinzip der Freiwilligkeit folgt und sie die Teilnahme am Workshop jederzeit ohne Angabe von Gründen beenden können bzw. am Workshop teilnehmen können, ohne die nachstehende Evaluation durchzuführen.

Ein Antrag an die Ethikkommission der Medizinischen Universität Graz wurde gestellt und seine Durchführung genehmigt.

4 Ergebnisse

In folgenden Ausführungen sollen die demografischen Daten der Stichprobe beschrieben und anschließend die Ergebnisse gegliedert anhand der Forschungsfragen aufgezeigt werden.

4.1 Sample

Demografische Daten der Stichprobe werden in Abb. 3 transparent. Die Kategorie „nicht ausgefüllt" bezieht sich auf ein Item, das nicht ausgefüllt wurde.

Die Stichprobe setzte sich bis auf zwei männlichen Teilnehmer aus weiblichen Lehrenden zusammen.

Von gesamt 30 Teilnehmenden gehörten 56,7% (n=17) der Alterskategorie 36-45 Jahre an. Diese Gruppe machte somit den überwiegenden Teil aus. Nur eine Person gehörte der Alterskategorie ≤ 35 Jahre (3,3 %; n=1) an. 33,3% (n=10) der Teilnehmenden gaben an, zwischen 46 und 55 Jahren zu sein und 6,7 % (n=2) über 56 Jahre.

Die meisten Teilnehmenden waren 11-15 Jahre in der Pflegepraxis tätig (40,0%; n=12), gefolgt von Teilnehmenden, die 16 Jahre oder länger in der Pflegepraxis arbeiteten (33,4%; n=10). Nur drei Personen (10,0%) gaben an, 6-10 Jahre in der Praxis tätig gewesen zu sein. Die restlichen 16,7% (n=5) der 30 Teilnehmenden verbrachten weniger als 5 Jahre in der Pflegepraxis.

Die Mehrheit der Teilnehmenden gab des Weiteren an, weniger als 5 Jahre in der Lehre tätig zu sein (40,0%; n=12) gefolgt von 26,7% (n=8) der Lehrenden, die 16 Jahre oder länger in der Lehre arbeiten. Die mittleren Kategorien ergaben 16,7% (n=5), welche 6-10 Jahre und 13,3 (n=4), welche 11-15 Jahre in der Lehre tätig sind.

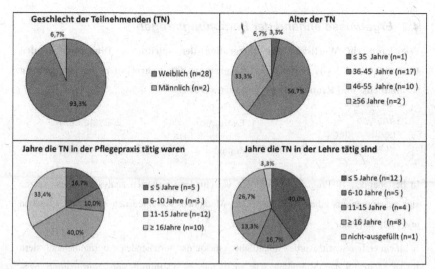

Abb. 3: Demografische Daten der Stichprobe

37

4.2 Ergebnisse anhand der Forschungsfragen

Wie kann ein Workshop zur Integration der spirituellen Dimension in den Unterricht, auf Basis bestehender Programme für LehrerInnen der allgemeinen Gesundheits- und Krankenpflege, gestaltet werden?

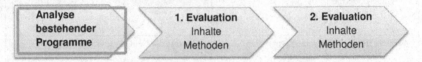

In bestehenden 10 Programmen wurden verschiedene Kriterien analysiert. Diese setzen sich zusammen aus inhaltlichen Aspekten, Methoden, verschiedenen zeitlichen Vorgaben und Zielgruppen.

In einem ersten Schritt wurden inhaltliche Aspekte der bestehenden Programme analysiert. In der Mehrzahl der Programme war zu Beginn die Definition von „Spiritualität" bzw. *„spiritual care"* ein wichtiger Aspekt. Weiters war das Wahrnehmen und Eingehen auf die spirituelle Dimension sowie die Diskussion um wichtige Kompetenzen für *spiritual care* ein Schwerpunkt. Ebenso wurden in vorliegenden Programmen Instrumente zur Erfassung der spirituellen Dimension vorgestellt sowie auch eine bestehende Evidenz zur Thematik präsentiert. Teilweise erfolgte auch eine Differenzierung des Themas hinsichtlich verschiedener Personengruppen, wie beispielsweise Spiritualität bei chronisch Kranken Menschen, Kindern usw.

Als zweites Kriterium wurden pädagogisch-didaktische Methoden näher betrachtet, die in bereits vorhandenen Programmen durchgeführt wurden. Diesbezüglich lässt sich eine große Methodenvielfalt erkennen, die von Vorträgen, Diskussionen, Fallarbeit, Gruppenarbeit bis hin zu Exkursionen reicht.

Drittens wurde die zeitliche Komponente der verschiedenen bestehenden Programme näher beleuchtet, die sehr unterschiedlich gehandhabt wurde. Diese reichte von einem dreistündigen Kurs, einem wöchentlichen Treffen während eines Semesters bis zu Zwei-Tages Seminaren. Diese Gestaltung hängt auch von der Zielgruppe ab, für die das jeweilige Programm konzipiert wurde.

Als vierter Punkt wurde die Zielgruppe der bestehenden Programme analysiert. Meist waren dies Auszubildende in der Pflegeausbildung bzw. in anderen Gesundheitsberufen oder Pflegepersonen und Personen anderer Gesundheitsberufe aus dem jeweiligen Setting in der

Praxis. Diese Zielgruppen zeigen, dass es kein spezifisches Programm für Lehrende in der Pflegeausbildung gibt. Um diese Lücke zu schließen, wurde daher der vorliegende Workshop geplant und evaluiert.

Die Analyse der Programme kann im Anhang (siehe Abschnitt 8.2.) genauer nachvollzogen werden.

Wie beurteilen teilnehmende LehrerInnen der Gesundheits- und Krankenpflege den Workshop hinsichtlich vermittelter Inhalte und Methoden?

In der ersten der zwei Evaluationen wurden Daten hinsichtlich dieser Forschungsfrage erhoben. Die genaue Struktur des Evaluationsbogens ist im Detail dem Anhang (siehe Abschnitt 8.3.) zu entnehmen.

Evaluation der Inhalte

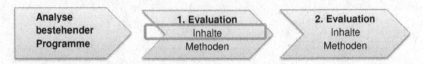

Im Folgenden werden die Evaluationsergebnisse der geschlossenen Items hinsichtlich der Angemessenheit von Inhalten gezeigt werden.

Die Evaluation der Inhalte zeigte eine totale Zustimmung (100%, n=30) bei den Items, die fragten, ob Inhalte anhand von Beispielen gut verdeutlicht wurden, ob Inhalte zu einem besseren Verständnis der spirituellen Dimension beigetragen haben und ob diese gut strukturiert waren.

90,0% (n=27) der 30 Teilnehmenden stimmten zu, dass sie sich diese Inhalte als potenzielle Inhalte für ihren Unterricht vorstellen könnten.

Die Items, ob Inhalte die Relevanz für die Pflegeausbildung aufzeigten und zu einer weitern Beschäftigung mit dem Thema motivierten, erzielten eine Zustimmung von 86,7% (n=26).

Dass Inhalte für weitere pädagogische Tätigkeiten wichtig sind, stimmten 83,3% (n=25) der Teilnehmenden zu.

Für eine detaillierte Analyse siehe Tab. 6 und die dazugehörige Abb. 4.

Die Kategorie „Mittlere Positionierung" im Diagramm der graphischen Darstellung beinhaltet jene Personen, die sich in einer nicht vorgesehenen Mitte von „stimme eher zu" und „stimme eher nicht zu" positioniert haben. Diese Daten wurden dennoch in die Analyse miteinbezogen, da auch diese Antworten eine inhaltliche Aussage aufweisen.

Tab. 6: Evaluation der Inhalte

Evaluation Inhalte	stimme eher zu		stimme eher nicht zu		Gesamt
	%	n	%	n	N
Die Inhalte wurden anhand von Bei- spielen gut verdeutlicht.	100	30	-	-	30
Die Inhalte kann ich mir als potenzielle Unterrichtsthemen vorstellen.	90,0	27	6,7	2	29*
Die Inhalte zeigten die Relevanz für die Pflegeausbildung und Pflegepraxis auf.	86,7	26	13,3	4	30
Die Inhalte haben zu einem besseren Verständnis der spirituellen Dimension in der Pflege beigetragen.	100	30	-	-	30
Die Inhalte motivierten mich zu einer weiteren Beschäftigung mit dem The- ma.	86,7	26	13,3	4	30
Die Inhalte folgten einem nachvoll- ziehbaren „roten Faden" und waren somit gut strukturiert.	100	30	-	-	30
Die Inhalte sind für meine weiteren pädagogischen Tätigkeiten in der Pfle- geausbildung bedeutend.	83,3	25	16,7	5	30

* N=29 Da von einer Person eine, nicht vorgegebene, mittlere Positionierung gewählt wurde. (In der graphi- schen Auswertung im Diagramm wurde diese in die Analyse miteinbezogen.)

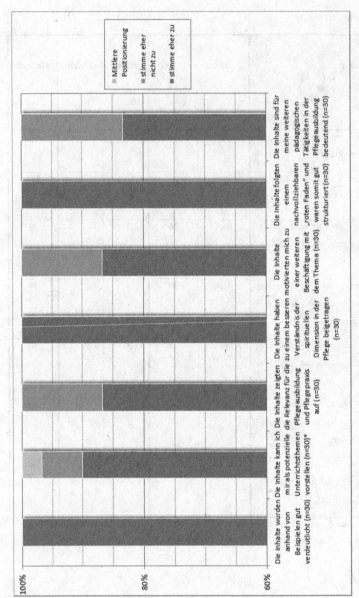

Abb. 4: Evaluation der Inhalte

42

Anschließend werden die Evaluationsergebnisse der öffenen Frage gezeigt, in der es darum ging, welche Inhalte für Teilnehmende besonders relevant waren.

Die verschiedenen von Teilnehmenden genannten Inhalte wurden themenspezifisch in einen Cluster zusammengefasst.

Von insgesamt 30 Teilnehmenden, die auf diese offene Frage geantwortet haben, haben 70,4% (n=19) Themen des Clusters „Klärung der Begrifflichkeiten" angeführt.

Die Inhalte der Themenkomplexe „Spirituellen Anamnese" wurden von 48,1% (n=13) sowie „Interaktiv erarbeiteter Inhalte" von 33,3% (n=9) der Teilnehmenden als wichtig bewertet.

Die „Symbolische Kommunikation" haben 25,9% (n=7) der insgesamt 30 Teilnehmenden als wichtig eingestuft sowie 11,1% (n=3) den „Theoretischen Teil".

Tab. 7 verdeutlicht diese Ergebnisse.

Tab. 7: Clusteranalyse der offenen Frage hinsichtlich der Wichtigkeit von Inhalten

Inhalte-Cluster (N=27)	%	n
Klärung der Begrifflichkeiten	70,4	19
Spirituelle Anamnese	48,1	13
Interaktiv erarbeitete Inhalte	33,3	9
Symbolische Kommunikation	25,9	7
Theoretischer Teil	11,1	3

Evaluation der Methoden

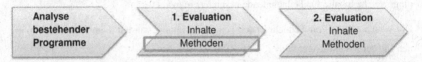

Nun sollen Evaluationsergebnisse der Items hinsichtlich der geplanten Methoden dargelegt werden.

Die Evaluation der Methoden ergab eine totale Zustimmung (100%, n=30), bei Items, ob Methoden eine Reflexion eigener Erfahrungen und einen Austausch hinsichtlich der Thematik mit anderen Teilnehmenden ermöglichte, ob die Methoden ein Anknüpfen an bestehendes Wissen ermöglichten und ob die Methoden auf Inhalte des Workshops abgestimmt waren.

Die Items, ob Methoden zu einer Sensibilisierung hinsichtlich der Thematik beitrugen und einen selbstgesteuerten Lernprozess ermöglichten, wurde von 96,7% (n=29) zugestimmt.

90,0% (n=27) können sich die Methoden als potenzielle Methoden für den Unterricht zur Thematik vorstellen und weitere 93,1% (n=27) meinten, dass ihnen die Methoden Möglichkeit boten, sich aktiv in die Thematik einzubringen.

Tab. 8 mit zugehöriger Abb. 5 zeigt diese Ergebnisse im Detail.

Bei der Evaluation der Methoden, wie auch bei der Evaluation der Inhalte, wurden die Stimmen der nicht vorgegebenen, mittleren Positionierung dennoch in die Analyse miteinbezogen. Diese wurden im Diagramm mit folgendem Symbol gekennzeichnet:*.

Nicht einbezogen wurden allerdings jene Stimmen, die sich weder bei „stimme eher zu" oder „stimme eher nicht zu" positioniert haben. Daher ist bei der grafischen Darstellung der Ergebnisse der Methoden im Diagramm bei zwei der Items die Gesamtzahl n=29 (100%) statt n=30 (100%). Die zwei Personen die sich ihrer Stimme enthielten, wurden hier aus der Gesamtzahl aus der statistischen Analyse heraus genommen. Im Diagramm ist dies mit folgenden Symbolen gekennzeichnet:**.

Tab. 8: Evaluation der Methoden

Evaluation Methoden	Stimme eher zu		Stimme eher nicht zu		Gesamt
	%	n	%	n	N
Die Methoden trugen zu einer Sensibilisierung hinsichtlich der Thematik bei.	96,7	29	-	-	29*
Ich kann mir ausgewählte Methoden als potenzielle Methoden für meinen Unterricht zur Thematik vorstellen.	90,0	27	6,7	2	29*
Die Methoden gaben mir die Möglichkeit, mich aktiv in die Thematik einzubringen.	93,1	27	6,9	2	29**
Die Methoden ermöglichten mir eine Reflexion eigener Erfahrungen sowie einen Austausch hinsichtlich der Thematik mit anderen Teilnehmenden.	100	30	-	-	30
Die Methoden ermöglichten ein Anknüpfen an bestehendes Wissen und trugen so zu einem verbesserten Aufnehmen neuer Informationen bei.	96,7	29	3,3	1	30
Die Methoden ermöglichten einen zeitweise selbstgesteuerten Lernprozess in der Beschäftigung mit dem Thema.	96,5	28	3,4	1	29**
Die Methoden waren auf Inhalte des Workshops abgestimmt.	100	30	-	-	30

* **N=29** Da von einer Person eine nicht vorgegebene, mittlere Positionierung gewählt wurde. (In der graphischen Auswertung im Diagramm wurde diese in die Analyse miteinbezogen, da diese Positionierung dennoch eine inhaltliche Aussage aufweist.)

** **N=29** Da von einer Person das Item nicht ausgefüllt wurde. (In der graphischen Auswertung im Diagramm wurde diese *nicht* in die Analyse miteinbezogen.)

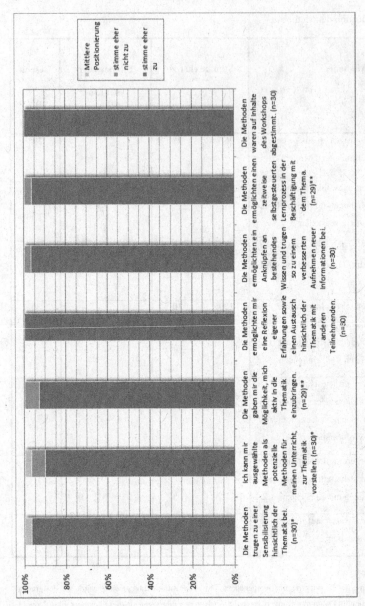

Abb. 5: Evaluation der Methoden

Zusätzlich sollen die Evaluationsergebnisse der zweiten offenen Frage gezeigt werden, in der es ebenfalls um Methoden ging, die für die Auseinandersetzung mit dem Thema besonders hilfreich waren.

Auch hier wurde, wie bei der Evaluation der Inhalte beschrieben, vorgegangen und einzelne von Teilnehmenden genannte Methoden wurden zu passenden Clustern zusammengefasst.

Von insgesamt 26 Teilnehmenden, die auf diese offene Frage geantwortet haben, haben 84,6% (n=22) Methoden des Clusters „Interaktive Methoden" als hilfreich empfunden. Weitere 19,2% (n=5) führten Aspekte des „Aufbaus" an und jeweils 7,7% (n=2) Methoden der Cluster „Gruppeneinteilung", „Raumgestaltung" und Power Point Präsentationen". Der Cluster „Verwendung von Bildern" wurde von 3,8% (n=1) der 26 Teilnehmenden als nützliche Methode angeführt. In Tab. 9 können diese Ergebnisse nachvollzogen werden.

Tab. 9: Clusteranalyse der offenen Frage hinsichtlich der Wichtigkeit von Methoden

Methoden-Cluster (N=26)	%	n
Interaktive Methoden	84,6	22
Aufbau	19,2	5
Gruppeneinteilung	7,7	2
Raumgestaltung	7,7	2
Power Point Präsentationen	7,7	2
Verwendung von Bildern	3,8	1

Evaluation der Verbesserungsvorschläge und allgemeine Anmerkungen

Hier sollen die Evaluationsergebnisse der dritten offenen Frage angeführt werden. Diese Frage beinhaltete Verbesserungsvorschläge und allgemeine Anregungen für den Workshop. Die Auswertungen zeigen viele positive Reaktionen hinsichtlich der Workshop Planung und Durchführung. Lediglich zwei Verbesserungsvorschläge wurden gebracht, nämlich Musik während des Gedankenexperimentes zu spielen und eine größere Schrift auf den Power Point Folien einzustellen. Diese Rückmeldungen zeigen, dass keine vollständige Neukonzeption der Workshopplanung notwendig ist und eine Zweitversion daher nicht erstellt wird. Die Verbesserungsvorschläge, Musik während dem Gedankenexperiment zu spielen, sowie die Folien hinsichtlch einer größeren Schrift zu überarbeiten, werden allerdings für mögliche zukünftige Durchführungen des Workshops berücksichtigt.

Konnte nach dem Workshop die spirituelle Dimension von TeilnehmerInnen vermehrt in den Unterricht integriert werden?

Analyse bestehender Programme	1. Evaluation Inhalte Methoden	2. Evaluation Inhalte Methoden

In der zweiten Evaluation wurden Daten hinsichtlich der dritten Forschungsfrage erhoben. Die jeweiligen Fragen der zweiten Evaluation können dem Anhang (siehe Abschnitt 8.3) entnommen werden.

Von den 30 Teilnehmenden an der ersten Evaluation haben fünf Personen aus unbekannten Gründen an der zweiten Evaluation nicht teilgenommen. Die Gesamtzahl der Teilnehmenden an der zweiten Evaluation beträgt daher 25 Personen.

Erstens sollen die Evaluationsergebnisse der geschlossenen Items aufgezeigt werden (Tab. 10) und dazugehörige Abb. 6.

Diese zeigte, dass es 76% (n=19) der 25 Teilnehmenden der Evaluation eher zugestimmt haben, dass es ihnen nach dem Workshop leichter fällt die spirituelle Dimension im Unterricht anzusprechen und diese miteinzubeziehen.

Auf die Frage ob die spirituelle Dimension nun in ihrem Unterricht mehr Verankerung findet, stimmten 68% (n=17) der 23 Personen zu, die diese Frage in den vorgegebenen Kategorien beantworteten.

Ob Teilnehmende bereits Inhalte des Workshops anwenden konnten, stimmten 32% (n=8) Personen zu. Methoden des Workshops wurden erst von 12% (n=3) Personen in den eigenen Unterricht übernommen.

Allerdings stimmten 64% (n=16) der 25 Personen zu, dass sie in den Fächern die sie unterrichten Themengebiete gefunden haben, in denen sie die spirituelle Dimension verstärkt thematisieren werden.

Tab. 10: Evaluation zwei Monate nach dem Workshop

Evaluation nach 2 Monaten (N=25)	Stimme eher zu		Stimme eher nicht zu		Gesamt
	%	n	%	n	N
Durch den Workshop findet die spirituelle Dimension in meinem Unterricht mehr Verankerung.	68	17	24	6	23*/**
Durch den Workshop fällt es mir leichter, über die spirituelle Dimension im Unterricht zu sprechen sowie diese miteinzubeziehen (auch wenn ich vor dem Workshop versucht habe, diese im Unterricht zu berücksichtigen).	76	19	16	4	23*/**
Ich habe bereits ausgewählte Inhalte des Workshops im Unterricht anwenden können.	32	8	60	15	23*/**
Bei der Erarbeitung der spirituellen Dimension im Unterricht habe ich bereits Methoden vom Workshop umsetzen können.	12	3	80	20	23*/**
Ich habe in den Fächern, die ich unterrichte, bereits Themengebiete gefunden, wo ich die spirituelle Dimension mit Auszubildenden verstärkt thematisieren werde.	64	16	36	9	25

*/** N=23 Da von einer Person eine nicht vorgegebene, mittlere Positionierung gewählt wurde. (In der graphischen Auswertung im Diagramm wurde diese in die Analyse miteinbezogen, da diese Positionierung dennoch eine inhaltliche Aussage aufweist.) Zusätzlich wurde dasselbe Item von einer Person nicht ausgefüllt (In der graphischen Auswertung im Diagramm wurde diese *nicht* in die Analyse miteinbezogen.)

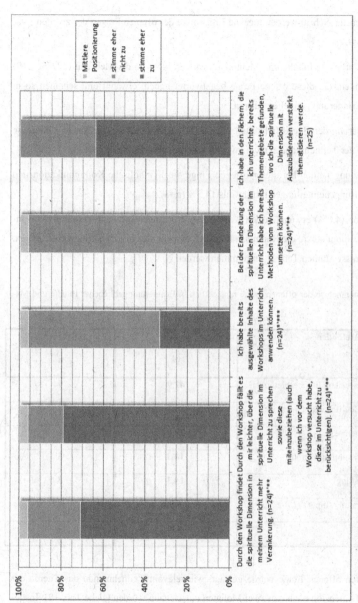

Abb. 6: Evaluation zwei Monate nach dem Workshop

In einem nächsten Schritt werden hier die Ergebnisse der offenen Fragen der zweiten Evaluation gezeigt.

„Interaktiv erarbeitete Inhalte und Methoden" wurden hier von der Mehrheit (42,9%, n=9) der 21 Personen, die diese offene Frage beantwortet haben, erwähnt und scheinen so in besonderer Erinnerung geblieben zu sein.

Auch die Klärung der Begrifflichkeiten blieb 33,3% (n=7) und die Spirituelle Anamnese 28,6% (n=6) der Teilnehmenden nach zwei Monaten in besonderer Erinnerung.

Auch Erwähnung fanden bei dieser offenen Frage die Symbolische Kommunikation und die Art der Gruppeneinteilungen mit jeweils 14,3% (n=3).

Je eine Person (4,8%) erwähnten den Aufbau des Workshops mit dem Verhältnis von Interaktion und Input sowie die Raumgestaltung als Aspekt, der in Erinnerung geblieben ist. Diese Ergebnisse können Tab. 11 entnommen werden.

Tab. 11: Clusteranalyse der offenen Frage hinsichtlich in Erinnerung gebliebener Inhalte und Methoden

Inhalte und Methoden (N=21)	%	n
Interaktive erarbeitete Inhalte/Methoden	42,9	9
Klärung der Begrifflichkeiten	33,3	7
Spirituelle Anamnese	28,6	6
Symbolische Kommunikation	14,3	3
Gruppeneinteilung	14,3	3
Aufbau (Interaktion/Input)	4,8	1
Raumgestaltung	4,8	1

In der zweiten offenen Frage wurde gefragt, wie relevant Teilnehmende das Thema der spirituellen Dimension nach den zwei Monaten einschätzen würden (siehe Tab. 12). Insgesamt 23 Personen gaben auf diese Frage eine Antwort. Wobei alle 23 Personen (100%) auch nach zwei Monaten das Thema als sehr relevant einstuften. Hier wurde außerdem erwähnt, dass es für eigene Haltung wichtig sei, für eine Ganzheitlichkeit in der Pflege und dass das Thema allgemein eine interessante Diskussionsgrundlage sei. Allerdings gab eine Person hier zur Antwort, dass eine Umsetzung in der Praxis weiterhin schwierig sei.

Tab. 12: Ergebnisse der offenen Frage hinsichtlich der Relevanz des Themas

Relevanz des Themas (N=23)	%	n
Sehr relevant	100	23
> Für die eigene Haltung > Ganzheitlichkeit in der Pflege > Interessante Diskussionsgrundlage > Schwierige Umsetzung in der Praxis		

Die dritte offene Frage thematisierte, ob seit dem Workshop bereits konkrete Erfahrungen gemacht wurden, in denen die spirituelle Dimension im Unterricht angesprochen wurde (siehe Tab. 13).

Von den gesamt 22 Personen, die diese Frage beantwortet haben, antwortete die Mehrheit, nämlich 68,2% (n=15) mit „nein". Als Begründung gaben sie an, dass Unterrichtsfächer, in denen sie sich eine Thematisierung der spirituellen Dimension vorstellen könnten, im Lehrplan erst kommen würden und das Zeitfenster von zwei Monaten demnach zu kurz war. Die restlichen 31,9% (n=7) bejahten diese Frage und zählten folgende Unterrichtsfächer auf, in denen sich für sie bereits die Möglichkeit ergab, die spirituelle Dimension anzusprechen: Gesundheits- und Krankenpflege, Ethik, Pflege alter Menschen, Berufskunde, Palliativ Pflege sowie bei der praktischen SchülerInnenanleitung.

Tab. 13: Ergebnisse hinsichtlich der Evaluation, ob Lehrende bereits Erfahrungen haben, Inhalte oder Methoden des Workshops im Unterricht umzusetzen.

Erfahrung in der Umsetzung (N=22)	Ja		Nein	
	%	n	%	n
	31,9	7	68,2	15
	Angeführte Unterrichtsfächer: **> im Fach Gesundheits- und Krankenpflege, Ethik, Pflege alter Menschen, Berufskunde, Palliative Pflege,** **> bei der Praktischen SchülerInnenanleitung**		**Angeführte Begründung:** **> Unterrichtsfächer wo diese Inhalte bearbeitet werden können, beginnen laut Lehrplan erst nach dem Zeitfenster der zwei Monate, nach denen die zweite Evaluation erfolgte.**	

5 Schlussfolgerung

Die Ergebnisse der ersten Forschungsfrage zur Konzeption des Workshops aufgrund bestehender Programme zeigen auf, dass es international bereits einige Programme gibt, deren Ziel es ist, auf die spirituelle Dimension im Gesundheits- bzw. Pflegebereich zu sensibilisieren. Allerdings konnte kein Entwurf ausfindig gemacht werden, der speziell für Lehrende der Allgemeinen Gesundheits- und Krankenpflege konzipiert wurde. Verschiedene Aspekte dieser vorhandenen Planungen konnten in die vorliegende Workshop Konzeption einfließen.

Die Ergebnisse der zweiten Forschungsfrage, wo es um die Beurteilung von Lehrenden hinsichtlich Methoden und Inhalte des Workshops ging, wiesen auf eine überwiegende Zustimmung zur Angemessenheit der gewählten Inhalte und Methoden hin. Demzufolge kann von einer adäquaten Inhalts- und Methodenwahl ausgegangen werden, die im Rahmen der Workshop-Konzeption vorgenommen wurde. Eine Zweitversion des Workshops mit einhergehender Überarbeitung der Workshop Konzeption ist daher obsolet.

Die Ergebnisse der dritten Forschungsfrage, in der es darum ging, ob die spirituelle Dimension nach dem Workshop mehr Verankerung im eigenen Unterricht findet, zeigte, dass einerseits die spirituelle Dimension durch den Workshop vermehrt in den Unterricht miteinbezogen wird und Lehrende das Ansprechen dieses Themas nun leichter fällt. Andererseits sprach sich die Mehrheit der Personen aus, noch keine konkreten Erfahrungen im Thematisieren der spirituellen Dimension zu haben, da entsprechende Unterrichtsfächer, wo dies vorstellbar wäre, im Lehrplan erst zu einem späteren Zeitpunkt an der Reihe sind. Außerdem gaben Teilnehmende an, dass ihnen in besonderer Weise interaktiv bearbeitete Inhalte und Methoden in Erinnerung geblieben sind.

6 Diskussion

6.1 Diskussion der Ergebnisse

Die Ergebnisse der ersten Forschungsfrage, die eine Konzeption des Workshops auf Basis bestehender Programme zur Thematik behandelt, ergaben zehn Entwürfe. Die Ausführungsmöglichkeiten innerhalb der Planungen waren vielfältig und auf unterschiedliche Weise ausgeführt. So konnten die gefundenen Programme anhand der Unterscheidung von inhaltlichen Aspekten, methodischen Vorgehensweisen, Zielen, Zeitplanungen und Zielgruppen analysiert werden. Diese Analyse zeigte wenig Deckungsgleichheit der unterschiedlichen Programme. Gemeinsamkeiten der Programme ergaben sich lediglich in den Themenschwerpunkten der Begriffsklärung zu Beginn, wo Spiritualität und *spiritual care* erklärt wurden sowie im Rahmen einer Auseinandersetzung des persönlichen Verständnisses von Spiritualität und *spiritual care*.

Diese Ergebnisse decken sich insofern mit der Literatur, als dass einerseits die Forderung nach Programmentwicklungen besteht, anhand derer Lehrende und Pflegepersonen aus der Praxis auf die spirituelle Dimension vermehrt sensibilisiert werden sollen[1,17,23,26,30]. Allerdings sind bestehende Planungen sehr heterogen, ohne einheitliche Vorgaben und Übereinkünfte, die hinsichtlich der Thematik für eine Sensibilisierung beitragen können[17,32,77]. Timmins&Neill (2013)[32] meinen dazu, dass wenig Informationen darüber existieren, „was" und „wie" bezüglich einer spirituellen Dimension im Unterricht bearbeitet werden kann. Andererseits sehen Autoren die Wichtigkeit, durchgeführte Programmevaluationen zu präsentieren, damit Erfahrungen dieser in neue Programm-Konzeptionen einfließen können[37,78].

Zusammenfassend kann gesagt werden, dass bestehende Programme, wenn sie auch sehr unterschiedlich sind, eine gewisse Orientierung hinsichtlich Inhalte und Methoden für die Workshop-Konzeption geben konnten.

Die Ergebnisse der zweiten Forschungsfrage, zur Angemessenheit von Inhalten und Methoden im konzipierten Workshop, zeigen, dass diese für die Mehrzahl der Teilnehmenden passend gewählt waren und der Workshop somit zu einer Sensibilisierung (96,7%, n=29) sowie an einem besseren Verständnis in der Thematik beitragen konnte (100%, n=30). Dass die Durchführung spezielle Programme zur spirituellen Dimension zu vermehrten Wissen und einer Sensibilisierung hinsichtlich der Thematik beitragen, ist auch in der Literatur belegt[17,49,79]. Diese Ergebnisse lassen sich mit denen von Shih (2001)[78] in Verbin-

dung bringen, der anführt, dass nach einem speziellen Schulungsprogramm über Spiritualität und *spiritual care* mehr Bewusstsein festzustellen war, dieses Thema als integralen Teil
der Pflegeausbildung anzuerkennen[78].

Hinsichtlich der Evaluation der Inhalte ist besonders das Item mit der geringsten Zustimmung zu erwähnen. Dieses fragt danach, ob die Inhalte für weitere pädagogische Tätigkei-
ten in der Pflegeausbildung bedeutend sind (83,3%, n=25). Eine Begründung für die ge-
ringste Zustimmung liegt möglicherweise darin, dass einige Lehrende sich während der
Durchführung des Workshops dahingehend geäußert haben, dass dieses Thema für das
Alter der Auszubildenden eine Überforderung sei, beziehungsweise die Gruppengröße der
Klassen zu groß ist, um die spirituelle Dimension zu thematisieren. Hinsichtlich dieser
Barrieren konnte in der Literatur keine Information gefunden werden. Allerdings, wie zu
Beginn erwähnt, hat das Thema der spirituellen Dimension vor allem im englischsprachi-
gen Raum seine Wurzeln, wo die Pflegeausbildung akademisiert ist und das Alter der Auszubildenden so automatisch ein höheres ist. Andere Barrieren, die in der Literatur beschrieben werden, liegen in der Schwierigkeit einer Definition des Konzepts Spiritualität
und *spiritual care* im Rahmen einer multikulturellen und individualisierten Gesellschaft[4].
Zusätzlich wird als Barriere erwähnt, dass es eine Lücke an solchen Modellen gibt, die
aufzeigen, wie dieses Thema in die Pflegeausbildung integriert werden kann[4,42].

Ein weiterer Aspekt, der bezüglich der Inhalte interessant scheint, ist die hohe prozentuelle
Zustimmung dazu, dass die Begriffsklärungen zu Beginn die wichtigsten inhaltlichen
Themen waren (70,4%, n=19). Dieses Faktum zeigt, wie relevant eine detaillierte Erklärung der Konzepte von Spiritualität und *spiritual care* für ein weiteres Verständnis in der
Thematik im Kontext Pflege ist. Dieser Umstand wird bei einigen Autoren dahingehend
verdeutlicht, dass es mehr Wissensvermittlung und Sensibilisierung benötigt, um bei Lehrenden Bedenken und Unsicherheiten hinsichtlich der Thematik zu zerstreuen[17,27,31].

Hinsichtlich der Wahl von Inhalten kann zusammengefasst gesagt werden, dass sich aufgrund der Daten eine klare Tendenz erkennen lässt, die für eine angemessene Wahl der
Inhalte spricht, indem sie zu einem besseren Verständnis in der Thematik beitragen konnten.

Bezüglich der Methodenevaluation wurde von jeweils 100% (n=30) der Teilnehmenden
dem zugestimmt, dass die gewählten Methoden Reflexion und Austausch hinsichtlich der
Thematik ermöglichten, zu einem verbesserten Verständnis beitrugen und einen teilweise

selbstgesteuerten Lernprozess ermöglichten. Zusätzlich wurden auch in den offenen Fragen von 84,6% (n=22) aller 30 Personen, die diese Frage beantworteten, „Interaktive Methoden" als wesentlich im Hinblick auf die Methodenwahl eingestuft. Diese Ergebnisse decken sich sowohl mit denen von Bloemhard (2008)[31], die meint, dass ein interaktiver Prozess im Vordergrund steht' als auch mit denen von Baldacchino (2008)[80], die Selbstreflexion und Kleingruppendiskussionen als zentrales Element in der Vermittlung der spirituellen Dimension sieht. Außerdem geht die Forderung nach interaktiven Methoden und Austauschmöglichkeiten in der Gruppe oder die Forderung nach Reflexionen auch mit den Forderungen der konstruktivistischen Didaktik einher[63,81]. Gerade diese stellt, wie bereits erwähnt, ein zentrales didaktisches Modell im Rahmen der Workshop-Konzeption dar. Diese angemessene Wahl wurde somit durch die Evaluation bestätigt. Zur Frage, ob sich Teilnehmende Methoden des Workshops für den Unterricht zur Thematik der spirituellen Dimension vorstellen können, wurde von 90,0% (n=27) der gesamt 30 Teilnehmenden zugestimmt. Dies ist sehr positiv, da es ein Ziel der Workshop-Konzeption war, diese von Lehrenden im Unterricht selber anwenden zu können.

Grundsätzlich kann hinsichtlich der Methodenwahl gesagt werden, dass die Methoden, die passend auf Inhalte des Workshops abgestimmt waren, zu einem verbesserten Verständnis beitrugen und so eine Sensibilisierung hinsichtlich der Thematik ermöglichten.

Ergebnisse der dritten Forschungsfrage, hinsichtlich der bereits erfolgten Umsetzung von Inhalten und Methoden im Unterricht, zeigten, dass sich 76% (n=19) der gesamt 30 Lehrenden, die am Workshop teilgenommen haben, seit dem Workshop sicherer fühlen, die spirituelle Dimension im Unterricht anzusprechen oder diese miteinzubeziehen. Außerdem stimmten 64% (n=16) der Teilnehmenden zu, Fächer gefunden zu haben, in denen sie eine Thematisierung der spirituellen Dimension verstärkt vornehmen werden. Zu diesem Ergebnis kommt auch Vlasblom (2011)[49], der nach seinen Trainingsprogrammen mehr Sicherheit und Sensibilität bei Pflegenden verzeichnet, wenn es darum geht, die spirituelle Dimension anzusprechen[49].

Hinsichtlich der Frage, ob Teilnehmende bereits Inhalte und Methoden des Workshops in den persönlichen Unterricht integrieren konnten, stimmten bei Inhalten 32% (n=8) und bei Methoden nur 12% (n=3) zu. Eine Begründung hierfür vermerkten einige der Lehrenden am Fragebogen selbst, nämlich, dass entsprechende Fächer, in denen sie die spirituelle Dimension bearbeiten würden, im Lehrplan erst zu einem späteren Zeitpunkt kommen. Das Zeitfenster von der ersten Evaluation zur zweiten Evaluation belief sich auf zwei Monate und kann daher, im Rahmen dieser Forschungsarbeit, als zu kurz betrachtet werden. Um Lehrenden die Möglichkeit zu geben, Inhalte und Methoden tatsächlich anwenden zu können, müsste der Zeitrahmen auf Minimum ein halbes Jahr ausgedehnt werden. Trotz des knapp bemessenen Zeitrahmens stimmten 31,7% (n=7) der gesamt 22 Personen, die diese offene Frage beantwortet haben, zu, dass sie bereits konkrete Erfahrungen machen konnten, die Thematik in den Unterricht zu integrieren. Als Fächer führten sie hier die Fächer Gesundheits- und Krankenpflege, Ethik, Palliativ Pflege, Pflege alter Menschen und Berufskunde an. Vier Personen erwähnten auch, dass sie die spirituelle Dimension im Rahmen der SchülerInnenanleitung thematisierten.

Auf die Frage, wie relevant sie die Beschäftigung mit der spirituellen Dimension für die Pflegeausbildung einschätzen, gaben 100% (n= 23) zur Antwort, dass sie dieses Thema als sehr relevant betrachten. Als Begründung gaben Teilnehmende an, dass das Thema für die eigene Haltung wichtig sei, für die Ganzheitlichkeit in der Pflege und als interessante Diskussionsgrundlage genommen werden kann. Diese Ergebnisse decken sich auch insofern mit der Literatur, da viele Autoren die Beschäftigung sowie Berücksichtigung der spirituellen Dimension im Rahmen der Gesundheits- und Krankenpflege als essentiellen Teil eines ganzheitlichen Betreuungskonzeptes und Menschenbildes anerkennen[14,26,27,42]. Außerdem ist eine Reflexion und Beschäftigung mit der eigenen Spiritualität bedeutend für die Haltung von *spiritual care* in der Pflegepraxis. Dafür können Trainingsprogramme zur spirituellen Dimension Denkanstöße geben[37] und so, wie von Teilnehmenden erwähnt, als interessante Anfangsbasis zu Grundsatzdiskussionen beitragen.

6.2 Limitationen

In der vorliegenden Arbeit wurden die Stichprobenauswahl mit ihren Ein- und Ausschlusskriterien sowie ihrer Größe, aber auch die Datenerhebung und –analyse, genau beschrieben. Daher können Verzerrungen im deskriptiven Forschungsdesign, das dieser Arbeit zugrunde liegt, weitgehend eingeschränkt werden[73].

Die Integration des Ansatzes der Evaluationsforschung in ein deskriptives Forschungsdesign ergibt sich aus den Forschungsfragen. Der Einsatz von Fragebögen zur Evaluation bei Lehrenden gilt als passend, da in kurzer Zeit mehr Daten anonym erhoben werden können[74,76]. Lehrende werden in diesem Prozess als ExpertInnen der Pädagogik eingestuft, da sie aufgrund ihrer vielfältigen Kompetenzen, hier vor allem in didaktischer Hinsicht, den Workshop hinsichtlich seiner Angemessenheit beurteilen können. Der Fragebogen kann als adäquat gewertet werden, da er genügend Informationen im Bezug auf die Forschungsfragen lieferte und im Pretest als brauchbar eingestuft wurde.

Als Methode der Datenanalyse wurden für geschlossene Fragen Häufigkeiten anhand statistischer Verfahren aufgezeigt, die eine allgemeine Tendenz erkennen ließen. Antworten der offenen Fragen wurden anhand der Cluster-Methode in zusammengefasste Kategorien zugeordnet und ebenso anhand von Häufigkeiten interpretiert. Um eine möglichst objektive Auswertung zu erzielen, wird bei der Clusterbildung eine Einschätzung einer zweiten Person empfohlen[74]. Diese Empfehlung wurde berücksichtigt, in dem die Clusterbildung von einer Expertin des Institutes für Pflegewissenschaft an der Medizinischen Universität Graz zusätzlich eingeschätzt wurde.

Die kleine Stichprobengröße von 30 Teilnehmenden lässt sich durch den Charakter des Pilottests, den diese Forschungsarbeit aufweist, begründen. Zusätzlich wurden Lehrende an allen drei Schulen zu einer freiwilligen Teilnahme an den Evaluationen eingeladen. Eine verpflichtende Teilnahme an den Evaluationen, lediglich um die Stichprobe zu vergrößern, wäre aus ethischen Gründen nicht zulässig. Es muss daher Vorsicht bei generellen Aussagen walten, da die Ergebnisse aufgrund der kleinen Stichprobe nur Tendenzen darstellen.

Außerdem soll hier erwähnt werden, dass an drei Gesundheits- und Krankenpflegeschulen sich nur diejenigen für den Workshop anmeldeten und ihn besuchten, die auch tatsächlich am Thema interessiert waren. An einer Schule wurden allerdings alle Lehrenden zu einer Teilnahme eingeteilt, die laut Stundenplan auch Zeit hatten, diesen zu besuchen. Dadurch dass am Workshop mehrheitlich Lehrende, die am Thema von vornherein Interesse hatten, teilnahmen, besteht die Möglichkeit, dass die Ergebnisse dadurch beeinflusst wurden. Die Tatsache, dass zumindest von einer Schule eine heterogene Gruppe von Interessierten und weniger Interessierten den Workshop besuchte, stärkt die Aussagekraft der Ergebnisse allerdings wieder.

Die Begrenzung der Stichprobe auf Allgemeine Gesundheits- und Krankenpflegeschulen in der Steiermark ist aufgrund gleicher gesetzlicher und curricularer Vorgaben sowie einer gegebenen Größenvielfalt der Schulen zu rechtfertigen.

Die Ein- und Ausschlusskriterien wurden im Hinblick auf die Forschungsfragen angemessen gewählt.

Wird ein Programm von ein und derselben Person konzipiert und evaluiert, ist das als kritisch zu betrachten, da die Objektivität eingeschränkt ist[82]. Diese Vorgehensweise ist im

Rahmen dieser Forschungsarbeit dennoch zu rechtfertigen, da es sich um ein Pilotprojekt im Rahmen einer Masterarbeit handelt, in der kein Budget für eine externe Evaluierung vorgesehen ist. Eine mögliche Einschränkung aufgrund fehlender Objektivität wurde von der Verfasserin insofern versucht auszugleichen, in dem der Fragebogen unter allen Kriterien der Anonymität ausgefüllt werden konnte, ein „informed concent" eingeholt und die Interpretation der offenen Fragen durch eine Zweitbegutachterin eingeschätzt wurde. Außerdem relativiert die statistische Auswertung der Daten die Tatsache, dass der Workshop von derselben Person konzipiert und evaluiert wurde. Die erkennbaren Tendenzen haben daher, im Rahmen dieses Pilottests, durchaus Aussagekraft.

6.3 Implikationen für die Forschung

Die Ergebnisse der Ist-Analyse bestätigen die in der Literatur verzeichneten Defizite hinsichtlich der Integration einer spirituellen Dimension im Unterricht an Allgemeinen Schulen für Gesundheits- und Krankenpflege. Außerdem bestätigen sie eine Unsicherheit dahingehend, wie die spirituelle Dimension im Unterricht eingebunden werden kann.

Da die Ergebnisse aufgrund einer klein angelegten Stichprobe nur mit Einschränkungen auf Österreich übertragen werden können, sollte ein Forschungsprojekt mit einer größeren Stichprobe durchgeführt werden, um die Aussagekraft der Ergebnisse zu erhöhen. Zu diesem Zwecke würde der Workshop hinsichtlich der von Teilnehmenden angeführten Verbesserungsvorschläge überarbeitet werden, um in weiterer Folge an einer größeren Stichprobe getestet werden zu können.

Eine zukünftige Durchführung einer Triangulation wäre wünschenswert, um einen tieferen Einblick in die Thematik der spirituellen Dimension in der Pflegeausbildung zu bekommen. Eine zusätzliche qualitative Erhebung wäre auch insofern erstrebenswert, als dass die Themen hinsichtlich einer spirituellen Dimension besonders durch interaktiv-reflexive Methoden effektiv bearbeitet werden. Dieser Ansatz würde in beispielweise Fokusgruppen oder ExpertInneninterviews weitergeführt werden können.

6.4 Implikationen für die Pädagogische Praxis

Die Ergebnisse dieser Ist-Analyse der Konzeption und Evaluation eines Workshops zur spirituellen Dimension in der Pflegeausbildung sprechen für eine vermehrte Sensibilisierung von Lehrenden hinsichtlich dieser Dimension. Die Form eines Workshops scheint hier angemessen zu sein, um einen entsprechenden Rahmen für die Bearbeitung des Themas geben zu können. Außerdem können Inhalte und Methoden bearbeitet werden, mit denen die spirituelle Dimension auch im Unterricht oder der praktischen SchülerInnenanleitung thematisiert werden kann. Die Teilnahme an einem Workshop von einer größeren Anzahl von Lehrenden wäre daher wichtig, damit die spirituelle Dimension nicht nur von einzelnen Lehrenden in den Lehrplan aufgenommen wird, sondern standardmäßig in die Pflegeausbildung integriert wird.

Damit die spirituelle Dimension vermehrt im Unterricht und der praktischen SchülerInnenanleitung, aber auch in der Praxis wahrgenommen und miteinbezogen wird, sollen diesbezügliche Workshops auch für Pflegepersonen in der Praxis angeboten werden. So wäre für Auszubildende eine Sensibilisierung von Seiten der Ausbildungsstätte und der Praxis möglich.

Die Ergebnisse der Ist-Analyse zeigen auch, dass Lehrende sehr gefordert sind, wenn es um die Integration der spirituellen Dimension in den Unterricht geht. Da es keine diesbezüglichen curricularen Vorgaben gibt, sind Lehrende selbst herausgefordert Lösungen zu finden, wo und wie die spirituelle Dimension vermehrt in den Unterricht miteinbezogen werden kann. Eine Modifikation des Offenen Curriculums, welche die spirituelle Dimension als fixen Bestandteil der Ausbildung auch mit inhaltlichen Vorgaben miteinbezieht, wäre zukünftig wünschenswert, damit Lehrende zusätzliche Unterstützung in gesetzlichen Vorgaben finden.

Außerdem sollten weitere Angebote geschaffen werden, in denen eine Bewusstseinsbildung hinsichtlich der spirituellen Dimension zukünftig vertieft werden kann sowie um Lehrenden weitere Impulse für eine mögliche Umsetzung zu geben.

Eine Empfehlung basierend auf Ergebnissen dieser Forschungsarbeit und dem Feedback von Workshop Teilnehmenden wäre, dass im Palliativ Pflege Unterricht die religiöse Dimension erweitert wird auf das Konzept Spiritualität und *spiritual care*. Weiters könnte die spirituelle Dimension als eigenständiges Thema im Rahmen des Gesundheits- und Krankenpflege Unterrichts, der Berufskunde oder im Fach Pflege alter Menschen thematisiert werden. Wichtig hierbei sind allerdings kleine Gruppen von Auszubildenden, damit das Thema in seiner Tiefe bearbeitet werden kann. Ebenso ist das Ansprechen der spirituellen Dimension im Rahmen der praktischen Schülerinnenanleitung zu empfehlen. Hierbei besteht der große Vorteil, dass bereits eine konkrete Lebensgeschichte von PatientInnen als Basis aufgegriffen werden kann.

Abschließend kann gesagt werden, dass Lehrende im Unterricht und in der praktischen SchülerInnenanleitung die Haltung des *spiritual care* in der Bearbeitung jeglicher Themen sowie in jeder Situation einnehmen können. Damit kommt ihnen eine Vorbildwirkung zu, um die Integration der spirituellen Dimension in die Pflegeausbildung auch auf diesem Wege erfolgreich zu erzielen.

7 Literaturverzeichnis

(1) Narayanasamy A. ASSET: a model for actioning spirituality and spiritual care education and training in nursing. Nurse Educ Today 1999 May;19(4):274-285.

(2) Narayanasamy A. The impact of empirical studies of spirituality and culture on nurse education. J Clin Nurs 2006 Jul;15(7):840-851.

(3) STATISTIK AUSTRIA. Bevölkerung nach dem Religionsbekenntnis und Bundesländern 1951 bis 2001. 6.12.2007; Available at: http://www.statistik.at/web_de/statistiken/bevoelkerung/volkszaehlungen_registerzaehlung en/bevoelkerung_nach_demographischen_merkmalen/022885.html. Accessed 25.6.2014.

(4) Pesut B. The development of nursing students' spirituality and spiritual care-giving. Nurse Educ Today 2002 Feb;22(2):128-135.

(5) Schaupp W. "Wiederkehr des Religiösen" - Gesellschaftliche Entwicklungen als Herausforderung für das Gesundheitswesen. In: Schaupp W, Platzer J, Kröll W, editors. Gesundheitssorge und Spiritualität im Krankenhaus. 1. Auflage ed. Innsbruck: Tyrolia; 2014. p. 1-28.

(6) Grom B. Spiritualität - die Karriere eines Begriffs: Eine religionspsychologische Perspektive. In: Frick E, Roser T, editors. Spiritualität und Medizin. Gemeinsame Sorge für den kranken Menschen. 1. Auflage ed. Stuttgart: Verlag W.Kohlhammer; 2009. p. 12-17.

(7) STATISTIK AUSTRIA. Bevölkerung zu Jahresbeginn seit 2002 nach zusammengefasster Staatsangehörigkeit - Österreich. 28.5.2014; Available at: http://www.statistik.at/web_de/statistiken/bevoelkerung/bevoelkerungsstruktur/bevoelkeru ng_nach_staatsangehoerigkeit_geburtsland/022498.html. Accessed 25.Juni 2014.

(8) Prenner K. Der Streit um die wahre Religion: Spannungsfeld Pluralität und Absolutheit. In: Rolshoven J, Friedl C, editors. Spannungen: Beiträge von Vortragenden der Montagsakademie 2012/13. 1. Auflage ed.: Grazer Universitätsverlag; 2013. p. 71-87.

(9) Frick E, Roser T. Spiritualität und Medizin. 1. Auflage ed. Stuttgart: Kohlhammer; 2009.

(10) Heller B, Heller A. Spiritualität und Spiritual Care - Orientierung und Impulse. 1. Auflage ed. Bern: Verlag Hans Huber; 2014.

(11) Steinmann RM. Psychologie des Bewusstseins (Band 11): Spiritualität - die vierte Dimension der Gesundheit. Eine Einführung aus Sicht der Gesundheitsförderung und Prävention. 2. aktualisierte und erweiterte Auflage ed. Berlin: Lit Verlag; 2012.

(12) Holder-Franz M. "...das du bis zuletzt leben kannst" Spiritualität und Spiritual Care bei Cicley Saunders. 1. Auflage ed. Zürich: Theologischer Verlag; 2012.

(13) Roser T. Spiritual Care. Ethische, organisationale und spirituelle Aspekte der Krankenhausseelsorge. Ein praktisch-theologischer Zugang. 1. Auflage ed. Stuttgart: W. Kohlhammer; 2007.

(14) Koenig HG. Spiritualität in den Gesundheitsberufen. Ein praxisorientierter Leitfaden. 1. Auflage ed. Stuttgart: W. Kohlhammer; 2012.

(15) Borasio GD. Spiritualität in Palliativmedizin/Palliativ Care. In: Frick E, Roser T, editors. Spiritualität und Medizin. Gemeinsame Sorge für den kranken Menschen. 1. Auflage ed.: Verlag W. Kohlhammer; 2009. p. 109-115.

(16) Odier C. Die französischsprachige Welt: Der Begriff Spirtualität in Medizin und Pflege. In: Frick E, Roser T, editors. Spiritualität und Medizin. Gemeinsame Sorge für den kranken Menschen. 1. Auflage ed.: W. Kohlhammer; 2009. p. 184-194.

(17) Ross LA. Teaching spiritual care to nurses. Nurse Education Today 1996 1996;16:38-43.

(18) Schneidereit-Mauth H. Spiritualität als heilsame Kraft. Ein Plädoyer für Spiritual Care in der Klinik. Zeitschrift für Seelsorge und Beratung, heilendes und soziales Handeln 2013;65.Jahrgang(5):404-418.

(19) Österreichisches Bundesinstitut für Gesundheitswesen (ÖBIG). Offenes Curriculum für die Ausbildung in Allgemeiner Gesundheits- und Krankenpflege. Wien: Auftrag des Bundesministeriums für Gesundheit und Frauen; 2003.

(20) World Health Organisation (WHO). The Bangkok Charta for Health Promotion in Globalized World. 2005; Available at: http://www.who.int/healthpromotion/conferences/6gchp/bangkok_charter/en/index.html. Accessed 21.01.2014.

(21) World Health Organisation (WHO). WHO Definition Palliativ Care. 2002; Available at: http://www.who.int/cancer/palliative/definition/en/. Accessed 21. Jänner, 2014.

(22) McSherry W, Cash K. The language of spirituality: an emerging taxonomy. International Journal of Nursing Studies (IJNS) 2004;41:151-161.

(23) Ellis HK, Narayanasamy A. Nursing the spirit: a critical literature review. British Journal of Nursing 2009;18(14):804-810.

(24) McSherry W. Making sense of spirituality in nuring and health care practice. second edition ed. London, Philadelphia: Jessica Kingsley Publishers; 2006.

(25) Weiher E. Spirituelle Begleitung in der Palliativmedizin. In: Aulbert E, Nauck F, Radbruch L, editors. Lehrbuch der Palliativmedizin. 3. Auflage ed.: Schattauer; 2012. p. 1149-1171.

(26) Baldacchino DR. Teaching on spiritual care: The perceived impact on qualified nurses. Nurse Educ Pract 2010 Jan;11(1):47-53.

(27) Greenstreet WM. Teaching spirituality in nursing: a literature review. Nurse Educ Today 1999 Nov;19(8):649-658.

(28) Hawley G, Taylor PC. Using research skills to inform the teaching of spirituality. Nurse Educ Pract 2003 Dec;3(4):204-211.

(29) Hagen T, Raischl J. Allgemeine und spezielle Kompetenzen in Spiritual Care. In: Frick E, Roser T, editors. Spiritualität und Medizin: Gemeinsame Sorge für den kranken Menschen. 1. Auflage ed.: Verlag W. Kohlhammer; 2009. p. 280-287.

(30) Narayanasamy A. Spiritual Care: A practical guide for nurses and health care practitioners. second edition ed. UK: Mark Allen Publishing Ltd; 2001.

(31) Bloemhard A. Practical Implications of Teaching Spiritual Care to Health Care Professionals. American Journal of Pastoral Care and Health 2008;2(2):1-8.

(32) Timmins F, Neill F. Teaching nursing students about spiritual care - A review of the literature. Nurse Educ Pract 2013 Mar 12.

(33) Jenkins ML, Wikoff K, Amankwaa L, Trent B. Nursing the spirit. Consider the health needs of individuals as integrated persons rather than biological systems. Nursing Management 2009 August:30-36.

(34) Körtner U. Für einen mehrdimensionalen Spiritualitätsbegriff: Eine interdisziplinäre Perspektive. In: Frick E, Roser T, editors. Spiritualität und Medizin. Gemeinsame Sorge für den kranken Menschen. 1. Auflage ed.: Verlag W. Kohlhammer; 2009. p. 26-34.

(35) Narayanasamy A. Learning spiritual dimensions of care from a historical perspective. Nurse Educ Today 1999 Jul;19(5):386-395.

(36) M. Stippich. Religiöser Wertewandel im 21. Jahrhundert: Religiosität und Spiritualität im Kontext der Erwachsenenbildung und des Lebenslangen Lernens. Graz: Karl-Franzens-Universität, Institut für Erziehungswissenschaft; 2008.

(37) Leeuwen vR, Tiesinga LJ, Post D, Jochemsen H. Spiritual Care: implications for nurses' professional responsibility. Journal of Clinical Nursing 2006;15:875-885.

(38) Steinmann RM. Zur Begriffsbestimmung von Spiritualität – eine experimentelle, integrativ-abgleichende Gegenüberstellung von zwei Definitionen. In: Büssing A, Kohls N, editors. Spiritualität transdisziplinär. Wissenschaftliche Grundlagen in Zusammenhang mit Gesundheit und Krankheit. 1. Auflage ed.: Springer; 2011. p. 37-66.

(39) Hospizverein Steiermark. Leitfaden Spiritualität. 2012.

(40) Hutter M. Die Weltreligionen. 1. Auflage ed. München: C.H.Beck; 2005.

(41) Baldacchino DR. Nursing competencies for spiritual care. J Clin Nurs 2006 Jul;15(7):885-896.

(42) O'Shea ER, Wallace M, Griffin MQ, Fitzpatrick JJ. The effect of an educational session on pediatric nurses' perspectives toward providing spiritual care. J Pediatr Nurs 2011 Feb;26(1):34-43.

(43) Callister LC, Bond AE, Matsumura G, Mangum S. Threading spirituality throughout nursing education. Holist Nurs Pract 2004 May-Jun;18(3):160-166.

(44) Peng-Keller S. Spiritualität im Kontext moderner Medizin. In: Belok M, Länzlinger U, Schmitt H, editors. Seelsorge in Palliativ Care. 1. Auflage ed.: Theologischer Verlga Zürich; 2012. p. 87-97.

(45) Borasio GD. Über das Sterben. 10. aktualisierte und ergänzte Auflage ed. München: C.H.Beck; 2012.

(46) Klessmann M. Von der evangelischen über die ökumenische zur interkulturellen Seelsorge und spiritual care. Zeitschrift für Seelsorge und Beratung, heilendes und soziales Handeln 2014 Januar;66.Jahrgang(1):5-18.

(47) Bernhardt R, Schmidt-Leukel P. Multiple religiöse Identität. AUs verschiedenen religiösen Traditionen schöpfen. 1. Auflage ed. Zürich: TVZ Theologischer Verlag; 2008.

(48) Frick sj E. Spiritual Care: Eine neue Querschnittsaufgabe entsteht. In: Schaupp W, Platzer J, Kröll W, editors. Gesundheitssorge und Spiritualität im Krankenhaus. 1.Auflage ed. Innsbruck: Tyrolia; 2014. p. 55-67.

(49) Vlasblom JP, van der Steen JT, Knol DL, Jochemsen H. Effects of a spiritual care training for nurses. Nurse Educ Today 2011 Nov;31(8):790-796.

(50) Leeuwen vR, Cusveller B. Nursing competencies for spiritual care. Journal of Advanced Nursing 2003 12.Dezember;48(3):234-246.

(51) Zwingmann C. Assessment of spirituality/religiosity in the context of health related quality of life. Psychother Psychosom Med Psychol 2005 May;55(5):241-246.

(52) Frick E, Riedner C, Fegg MJ, Hauf S, Borasio GD. A clinical interview assessing cancer patients' spiritual needs and preferences. Eur J Cancer Care (Engl) 2006 Jul;15(3):238-243.

(53) S. T. Hauf. Das halbstrukturierte klinische Interview "SPIR" zur Erfassung spiritueller Überzeugungen Und Bedürfnisse von Patienten mit Krebserkrankung. München: Medizinischen Fakultät der Ludwig - Maximilians - Universität; 2009.

(54) Büssing A, Surzykiewicz J. Spirituelle Bedürfnisse chronisch Kranker. Imago Hominis vom Institut für medizinische Anthropologie und Bioethik 2014;21(1):17-23.

(55) Österreichischer Gesundheits- und Krankenpflegeverband. Kompetenzmodell für Pflegeberufe in Österreich. 2011; Available at: http://www.oegkv.at/fileadmin/docs/Steiermark/Kompetenzmodell/OEGKV_Handbuch_A bgabeversion.pdf. Accessed 30.9.2013.

(56) Schwaigerlehner K. Soziale Kompetenz in der Erwachsenenbildung an Gesundheits- und Krankenpflegeschulen. Masterarbeit 2012 Graz.

(57) Kanning UP. Soziale Kompetenzen: Praxis der Personalpsychologie, Göttingen: Hogrefe Verlag. Göttingen: Hogrefe Verlag; 2005.

(58) Lang D. Soziale Kompetenz und Persönlichkeit. Landau: Verlag Empirische Pädagogik; 2009.

(59) International Council of Nursing (ICN). The ICN Code of Ethics for Nurses. 2000; Available at: http://www.jimbergmd.com/Way%20of%20Barefoot%20Doctoring/WEB%20way%20of%20bfd/nurses%20code%20of%20ethics.pdf. Accessed 21.1., 2014.

(60) Tutor CG. Didaktik und Methodik der Erwachsenenbildung. In: Arnold R, editor. Basiswissen Pädagogik. Pädagogische Arbeitsfelder. Band 4. Berufs- und Erwachsenenpädagogik. 1. Auflage ed.: Schneider Verlag Hohengehren; 2003. p. 308-324.

(61) Ruhland R. Spirituelle Bildungsarbeit – Reflexionen zur Lehr- und Lernbarkeit von Spiritualität. In: Büssing A, Kohls N, editors. Spiritualität transdisziplinär. Wissenschaftliche Grundlagen im Zusammenhang mit Gesundheit und Krankheit. 1. Auflage ed.: Springer; 2011. p. 197-214.

(62) Siebert H. Methoden für die Bildungsarbeit. 2. überarbeitete Auflage ed. Bielefeld: W. Bertelsmann Verlag GmbH & Co. KG; 2006.

(63) Meuler E. Didaktik der Erwachsenenbildung – Weiterbildung als offenes Projekt. In: Tippelt R, Hippel vA, editors. Handbuch Erwachsenenbildung/Weiterbildung. 4. durchgesehene Auflage ed.: VS Verlag für Sozialwissenschaften; 2010. p. 973-1068.

(64) Quilling E, Nicolini HJ. Erfolgreiche Seminargestaltung. Strategien und Methoden in der Erwachsenenbildung. 2. erweiterte Auflage ed. Wiesbaden: VS Verlag für Sozialwissenschaften; 2009.

(65) DUDEN online. Workshop. 2013; Available at: http://www.duden.de/rechtschreibung/Workshop. Accessed 21. Jänner, 2014.

(66) Lipp U, Hermann W. Das große Workshop-Buch. 8. Auflage ed. Weinheim: Beltz-Verlag; 2008.

(67) Rabenstein R, Reichl R, Thanhoffer M. Das Methoden-Set. 5 Bücher für Referenten und Seminarleiterinnen. 1. Anfangen. 7. Auflage ed. Münster: ÖKOTOPIA; 1995.

(68) Engels H. "Nehmen wir an ...": Das Gedankenexperiment in didaktischer Absicht. 1. Auflage ed. Hannover: Beltz Praxis; 2004.

(69) Meyer H. Unterrichtsmethoden II:Praxisband. 1. Auflage ed. Berlin: Cornelson Scriptor; 1987.

(70) Schweizer Gesellschaft für Gerontologie. Die spirituelle Dimension braucht Raum. Eine Handreichung zum Erkennen von spirituellen Bedürfnissen alter Menschen in Abhängigkeit. 1. Auflage ed. Schweiz: Schweizer Gesellschaft für Gerontologie; 2007.

(71) Hugenschmidt B, Technau A. Methoden schnell zu Hand. 66 Schüler-und handlungsorientierte Unterrichtsmethoden. 1. Auflage ed. Leipzig: Klett; 2005.

(72) Dürrschmidt P, Koblitz J, Mencke M, Rolofs A, Rump K. Methodensammlung für Trainerinnen und Trainer. 7. Auflage ed. Bonn: manager Seminare; 2013. .

(73) Burns N, Grove K. Pflegeforschung verstehen und anwenden. 1. Auflage ed. München: Elsevier; 2005.

(74) Mayer H. Pflegeforschung anwenden. 3. aktualisierte und überarbeitete Auflage ed. Wien: facultas.wuv; 2011.

(75) Polit DF, Beck CT. Nursing Research. 9. Auflage ed. Philadelphia: Lippincott Williams & Wilkins; 2012.

(76) LoBiondo-Wood G, Haber I. Pflegeforschung. 2. Auflage ed. München: Urban&Fischer; 2005.

(77) Mooney B, Timmins F. Spirituality as a universal concept: student experience of learning about spirituality through the medium of art. Nurse Educ Pract 2007 Sep;7(5):275-284.

(78) Shih FJ, Gau M-, Chen CH, Lo C-K. Empirical validation of a teaching course on spiritual care in Taiwan. Journal of Advanced Nursing 2001 31.July;36(3):333-346.

(79) Bush T. Journalling and the teaching of spirituality. Nurse Education Today 1999;19:20-28.

(80) Baldacchino DR. Teaching on the spiritual dimension in care to undergraduate nursing students: the content and teaching methods. Nurse Educ Today 2008 Jul;28(5):550-562.

(81) Arnold R, Siebert H. Grundlagen der Berufs- und Erwachsenenbildung. Band 4. Konstruktivistische Erwachsenenbildung. 2. Auflage ed. Deutschland: Schneider Verlag Hohengehren; 1997.

(82) Altrichter H, Posch P. Lehrerinnen und Lehrer erforschen ihren Unterricht: Unterrichtsentwicklung und Unterrichtsevaluation durch Aktionsforschung. 4. überarbeitete Auflage ed.: Klinkhardt; 2006.

8 Anhang

Workshop: „Die spirituelle Dimension in der Pflege - *spiritual care*"
Zielgruppe: Lehrende der Gesundheits- und Krankenpflege

Grobziele:
-Teilnehmende reflektieren ihre Vorstellungen von Spiritualität (affektiv) und verstehen die Mehrdimensionalität des Konzeptes der spirituellen Dimension (kognitiv).
-Teilnehmende entwickeln ein Bewusstsein für die Symbolische Kommunikation (kognitiv) und werden darauf sensibilisiert (affektiv).
-Teilnehmende können bearbeitete Inhalte anhand von Fallbeispielen selber anwenden und Lösungsstrategien entwickeln (kognitiv, affektiv).

TAG 1/UE 1-4/180 min.

Dauer	Inhalt	Methode/Sozialform	Medien/Materialien	Feinziele	Anmerkungen
		Einstiegsphase			
10 min	1 Begrüßung, persönliche Vorstellung, Zeitplan, Ablauf, Ziele		PPP	TN können sich orientieren und fühlen sich willkommen.	Vorbereitung: Tücher in Mitte mit einem Bild sowie Blumen/Blätter
20 min	Erste Runde: Vorstellen Zweite Runde: persönliche Erwartungen, bereits Erfahrungen mit dem Thema?	Warm-up mit Blitzlicht	Filzball	TN fühlen sich persönlich wahrgenommen und aktiv miteinbezogen.	vor Start: Thematisieren wie die Ansprache erfolgen soll (Vorname und per Sie?)
		Arbeitsphase			
30 min (20+10)	2 Im Kreis liegen viele Definitionen von Spiritualität. Jede/r wählt eine und überlegt was ihr/ihm an der Definition zusagt oder was nicht (persönliche Werte, Einstellungen, Vorurteile). Danach Austausch in d. Gruppe sowie Formulierung einer eigenen Gruppendefinition von Spiritualität. Danach Präsentation im Plenum.	„Definitionen-Mix" Gruppenarbeit zu dritt Einteilung: Memory-Karten „verflixter Dreier"	Kärtchen mit Definitionen, Plakate und Korb mit Stiften	TN reflektieren ihre Selbstwahrnehmung von Spiritualität und lernen von Erfahrungen anderer TN.	

Dauer	Inhalt	Methode/Sozialform	Medien/Materialien	Feinziele	Anmerkungen
35 min	3. -Historische Entwicklung -Begriffsklärung Spiritualität/spiritual care -Relevanz f. die Pflegeausbildung	Lehrvortrag/Lehrgespräch	PPP, Handout	TN können Begrifflichkeiten nachvollziehen und voneinander abgrenzen.	
15 min	4. Austausch über Erfahrungen die bis jetzt zum Thema Spiritualität in Pflegepraxis/Unterricht gemacht wurden	"3-Ecken-Spiel"/ Gruppenarbeit -in jeweiliger Ecke mit anderen Personen diskutieren" -anschließend Aspekte kurz im Plenum mitteilen	PPP mit Antwortmöglichkeiten und beschriftete Ecken mit A/B/C/D	TN reflektieren ihre Wahrnehmung hinsichtlich der Pflegepraxis und des eigenen Unterrichts und lernen von Erfahrungen anderer in der Gruppe.	
10 min. PAUSE					
10 min	6. Symbolische Kommunikation	Lehrvortrag/Lehrgespräch + Tafelbild	PPP, Handout, Magnete, Tafel	TN kennen die Ebenen symbolischer Kommunikation.	
25 min (10+15)	7. Bearbeitung von Fallbeispielen zur symbolischen Kommunikation Anschließende Präsentation	Fallbeispielarbeit in 3-er Gruppen Einteilung: gleiche Süßigkeit bildet Gruppe	Fallbeispiel, Plakat	TN können PatientInnen-Aussagen auf den 3 Ebenen deuten.	
Schlussphase					
15 min	Evaluation des heutigen Treffens - Was war heute neu und interessant für mich? -Anregungen/Wünsche für nächstes Treffen	Einzelarbeit-schriftliche Beantwortung von Fragen	Flipchart mit Fragen	TN reflektieren die bearbeiteten Inhalte/Methoden und fühlen sich aktiv in den Lernprozess miteinbezogen.	
	Verabschiedung, Dank, Lob, Hinweis auf nächstes Treffen,			TN fühlen sich wertgeschätzt, ernst genommen und werden für das nächste Treffen motiviert.	

Workshop: „Die spirituelle Dimension in der Pflege - *spiritual care*"
Zielgruppe: Lehrerende der Gesundheits- und Krankenpflege

TAG 2/UE 5-8/180 min.

Grobziele:
- Teilnehmende kennen Möglichkeiten der expliziten Befragung (kognitiv) und reflektieren ihre Wahrnehmungen bei der Anwendung (affektiv).
- Teilnehmende entwickeln einen kritischen Blick über spirituelle Kompetenzen in der Praxis (kognitiv).
- Teilnehmende reflektieren bearbeitete Inhalte (affektiv) und entwickeln Möglichkeiten möglicher Umsetzungswege der Inhalte in Unterricht und Praxis (kognit.)

Dauer	Inhalt	Methode/Sozialform	Medien/Materialien	Feinziele	Anmerkungen
Einstiegsphase					
10 min	Begrüßung, Ablauf, Name auf Etiketten, Ziele		PPP, Namensetiketten,	TN können sich orientieren und fühlen sich willkommen.	
25 min	1. Jede/r nimmt sich einen Textabschnitt und liest ihn für sich. 2. An der Rückseite der Texte Buchstaben. Alle mit gleichem treffen sich in einer Kleingruppe. 3. Jede/r berichtet in der Kleingruppe über Inhalte des Texts. 4. In der Großgruppe fragen ob etwas unklar/ganz neu war.	Jig-saw Puzzle	Textabschnitte	TN finden kommen wieder im Thema an und wiederholen Inhalte vom Tag 1.	
Arbeitsphase					
15 min	1. Bild aus der Mitte aussuchen 2. Gedankenexperiment 3. persönliche Reflexion (in der Gruppe nicht besprechen)	Gedankenexperiment (Überleitung zum Thema: Spirituelle Anamnese)	Bunte Kärtchen für persönliche Reflexion, Bilder	TN erfahren, wie sich anfühlen kann, Fragen verschiedener Dimensionen (physisch, spirituell) gestellt zu bekommen.	

Dauer	Inhalt	Methode/Sozialform	Medien/Materialien	Feinziele	Anmerkungen
20 min	-Spirituelle Anamnese -Forschungsergebnisse	Lehrvortrag/Lehrgespräch	PPP, Handout, SPIR-Halbstrukturiertes Interview	TN lernen das Halbstrukturiertes Interview „SPIR" und Forschungsergebnisse dazu kennen.	
45 min (20+20+5)	Gegenseitiges befragen mit Hilfe des SPIR-Fragebogens Anschließend gemeinsame Reflexion im Plenum	PartnerInnenarbeit mit Rollentausch (Pflegeperson, Patient)	SPIR-Fragebogen Kopie	TN erfahren und reflektieren ihre Wahrnehmung hinsichtlich der Befragung.	Einteilung: freiwillig (sehr persönliche Fragen)
10 min PAUSE					
10 min	Welche Kompetenzen benötigt eine Pflegeperson um auf die spirituelle Dimension bei Patientinnen eingehen zu können?	„Fishbowl" Einteilung: 5 Freiwillige für Innenkreis, restliche Personen bilden Außenkreis	5 Stühle	TN reflektieren unter Einbezug bearbeiteter Inhalte welche Kompetenzen bei Pflegepersonen für spiritual care nötig sind.	
10 min	„spirituellen Kompetenz"	Lehrvortrag, Lehrgespräch	PPP, Handout	TN verknüpfen neue Informationen mit Diskussionspunkten von vorher.	
Schlussphase					
30 min (10+20)	Feedbackrunde Teilnehmende bekommen ein Blatt und sollen sich vorstellen, dieses Papier symbolisiert das „Meer der Möglichkeiten", das sich nach dem Seminar auftut. Die 3 Bereiche auf der Zeichnung am Blatt sollen mit Inhalt gefüllt werden: -Die Insel: Erkenntnisse aus dem Seminar die möglichst bald praktisch umgesetzt werden sollen -Das Schwemmland: Erkenntnisse	„Inselübung"	DIN A3-Blätter, Stifte, Tixo zum Aufhängen, Kopie einer Insel oder selber zeichnen, beides möglich	TN können individuelle Seminarergebnisse sichern und diese mitteilen.	

Zeit	Inhalt/Verlauf	Methode	Medien	Ziel	
	die noch nicht gefestigt sind und vor einer Umsetzung weitere Vertiefung benötigen -Offenes Meer: Erkenntnisse deren Umsetzung zunächst noch ganz unklar ist. Anschließende Präsentation der Inseln im Plenum				
10 min	Evaluationsfragebogen	Schriftliche Evaluation	Fragebögen	TN reflektieren den Workshop hinsichtlich Inhalte und Methoden.	Freiwillige Teilnahme an der Evaluation
5 min	Verabschiedung und Schlussworte -Dankende, motivierende Worte	Metapher: Bild aus der Mitte miteinbeziehen		TN fühlen sich wertgeschätzt und motiviert.	
Schlussphase					
10 min	„spirituellen Kompetenz"	Lehrvortrag, Lehrgespräch	PPP, Handout	TN verknüpfen neue Informationen mit Diskussionspunkten von vorher.	
30 min (10+20)	Feedbackrunde Teilnehmende bekommen ein Blatt und sollen sich vorstellen, dieses Papier symbolisiert das „Meer der Möglichkeiten", das sich nach dem Seminar auftut. Die 3 Bereiche auf der Zeichnung am Blatt sollen mit Inhalt gefüllt werden: -Die Insel: Erkenntnisse aus dem Seminar die möglichst bald praktisch umgesetzt werden sollen -Das Schwemmland: Erkenntnisse	„Inselübung"	DIN A3-Blätter, Stifte, Tixo zum Aufhängen, Kopie einer Insel oder selber zeichnen, beides möglich	TN können individuelle Seminarergebnisse sichern und diese mitteilen.	

Ziele	Inhalte	Methoden	Zeit	Zielgruppe
Am Ende der Einheiten werden Lernende fähig sein: -) Definition von Spiritualität und Spiritual Care -) Bewusstmachen von spirituellem Leid während Krankheit -) Identifikation möglicher spiritueller Bedürfnisse von Patienten während der Krankheit -) Erkennen von spirituellen Coping Strategien, die von Patientinnen im Krankheit verwendet werden -) Reflexion der eigenen Spiritualität Baldacchino 2008, p. 554	1) Einleitung 2) Definition des Konzepts "Spiritualität" 3) Selbsterfahrung: persönliche Erfahrung von Spiritualität 4) Spirituelles Leid: Einfluss von Krankheit auf das individuelle Leben 5) Assessment von spirituellen Bedürfnissen bei Patientinnen während Krankheit 6) Psychologische Theorien von Stress und Coping 7) Sinn und Ziel in der Krankheit finden 8) Förderung von Coping Strategien, die von Patienten während Krankheit angewandt werden 9) Holistische Pflege: Individuelle Bedürfnisse im Pflegeprozess berücksichtigen 10) Ethische Aspekte der Spiritual Care beeinflussen 11) Evaluation der Einheiten	a) Power Point Präsentation unterstützt mit einem Handout anhand dessen Brainstorming, Fragen, Fallbeispiele, Kleingruppendiskussionen, Mitteilen von klinischen Erfahrungen, Selbstreflexionsübungen zur eigenen Spiritualität und Pflegepraxis durchgeführt werden b) Abschließendes Seminar mit der Präsentation von Fallbeispielen c) Eine Literaturliste wurde ausgehändigt um Studenten zu weiterer Literaturrecherche zu ermutigen Methoden der Beurteilung: a) Fallbeispielpräsentation in einem Tagesseminar zu spirituellem Leid, Spirituelles Coping und Spiritual Care (40%) b) Verfassen eines Fallbeispiels unterstützt mit Literatur (60%) c) Selbstreflexion: Einfluss, der in den Einheiten durchgenommen Inhalte, auf das eigene Leben (freiwillig)	2 Std. wöchentlich für 11 Wochen inklusive eines 6 Std. Seminar (ges. 28 Std.)	Studentinnen in Pflegeausbildung
Baldacchino 2011 (in Timmins & Neill 2013, p. 4)	1) Definition von Spiritualität und spiritual care 2) Stress- und Copingtheorien 3) Forschung zu Sinn, Ziel und Transzendenz während Krankheit 4) Barrieren von Spiritual Care 5) Hoffnung, Coping Strategien, Pflegeprozess 6) Spirituelles Assessment		2 Std. wöchentlicher Unterricht	Im Beruf stehende Pflegepersonen aus verschiedenen klinischen Bereichen (Erwachsene und Kinder)
Lovanio and Wallace 2007 (in Timmins & Neill 2013, p. 4)	1) Verbundensein mit dem Selbst 2) Verbundensein zu einem höheren Wesen 3) Verbundensein mit der Natur		3 Std. Präsentation	Studentinnen der Pflegeausbildung im zweiten Studienjahr
O'Shea et al. 2011 (in Timmins & Neill 2013, p. 4)	Unterricht basierend auf dem ASSET- Modell (Narayanasamy 1999): 1) Selbsterfahrung 2) Spiritualität 3) Spirituelle Dimensionen in der Pflege		1 Std. Unterricht	Pflegepersonen spezialisiert auf Kinderkrankenpflege

Ziele	Inhalte	Methoden	Zeit	Zielgruppe
	Modul 1: Spiritualität als biografische Ressource – Definitionen Zugangswege und religiöse Autobiografie (SUE) Teilmodul 1.1. Definition und Abgrenzung von Spiritualität/Religiosität Teilmodul 1.2. Erkennen eigener Spiritualität im Alltag (Alltagsrituale, Wertorientierung...) Teilmodul 1.3. Kraftquellen und Barrieren religiöser Autobiografie	**Methoden 1.1.:** individuelle schriftliche Satzergänzung (Unter Spiritualität verstehe ich ...) Impulspapier mit Tabellen und Abbildungen zum Verhältnis von Spiritualität und Religiosität anschließende Diskussionsrunde. Zitatesammlung zu Spiritualität und individuelle Favoritenauswahl weiters in Dreiergruppen dazu eine Rangliste erstellen; Gruppendiskussion über einen möglichen Definitionsversuch von Spiritualität **Methoden 1.2.:** Kleingruppenarbeit mit Frage nach Bedeutung der Alltagsrituale anschließende plenare Rückmeldung; Impulspapier zu spiritueller Intelligenz; Gruppengespräch über Zugangswege zu Spiritualität/Transzendenz mit Fokus auf Interdiszplinarität **Methoden 1.3.:** Gruppengespräch zu familiären, religiösen Traditionen; Fragebögen zur religiösen Autobiografie, Einzelarbeit leeren Rucksack auf Papier zeichnen und mit Kraftquellen/Barrieren der eigenen religiösen Biografie füllen	17 UE zu je 45 Min. und 2 weitere Präsenztage (Freitag von 14 Std. bis Samstag um 16 Std.)	Studierende und BerufspraktikantInnen der Sozialen Arbeit in Deutschland sowie freiwillige HospizhelferInnen
	Modul 2: Spiritualität im Alter - Wahrnehmung, Aufgaben und Angebote (SUE) Teilmodul 2.1. Gottesbilder und Glaubensinhalte älterer Menschen Teilmodul 2.2. Spiritualität im Alter, Modelle und Aufgaben Teilmodul 2.3. Erfassungsmöglichkeiten von Spiritualität Teilmodul 2.4. Spirituelle Angebote - Definieren, Einschätzen, Anbieten Abschlussmodul 2.5. Erkenntnisse zu eigenen und institutionellen spirituellen Entwicklungsmöglichkeiten	**Methoden 2.1.:** Gruppendiskussion über "Wenn ich mein Leben nochmal leben könnte ..." Gruppendiskussion zu Gottesbilder, Fragebogen zu "Gefühle für Gott" (keine plenare Auswertung); Impulspapier zu Forschungsergebnissen zu Glaubensinhalten und Glaubenspraxis älterer Menschen **Methoden 2.2.:** Impulspapier, Abbildung Alter-Steppe (Beispiel definiertes Altersbild) Zukunftsszenario Ich mit 80 Jahren- wer bin ich da und was ist mir wichtig?; Austeilen von Kurzrollen für Kleingruppenarbeit: Modelle einer Spiritualität im Alter; **Methoden 2.3.:** Impulspapier zu verschiedenen Instrumenten zur Erfassung von Spiritualität **Methoden 2.4.:** Plenumsdiskussion zu Umsetzungsbarrieren für die ganzheitliche Hospizidee, Impulspapier mit Tabelle der spirituellen Angebote in Alterseinrichtungen, Impulspapier; Leitfaden zur Spiritualität der SGG als Handlungsimpuls **Methoden 2.5.:** Plenare Diskussionsrunde: Was nehme ich mit? Was fehlt mir? Was gefiel mir besonders? Welche Anregungen für meinen beruflichen Kontext gab es?		
	Tag 1: 1) Einleitung 2) Fallstudienbearbeitung 3) Erklärung des Konzepts Spiritualität 4) Kompetenzen die vorausgesetzt werden um spirituellen Bedürfnissen nachkommen zu können **Tag 2:** 1) Spiritualität und ein systematischer Ansatz 2) Barrieren die Pflegekräfte behindern Spiritual Care zu implementieren 3) Verschiedenen Religionen 4) Evaluation	Gruppenarbeit, Reflexion, Übungen um Selbsterfahrungen machen zu können.	2-Tages Kurs (gel. 14 Std.)	

Ziele	Inhalte	Methoden	Zeit	Zielgruppe
Das 'multidisziplinäre Trainingsprogramm für spiritual care in Palliativ Care' will zu einem multidisziplinären Ansatz im Thema Spiritualität ermutigen. Die Entwicklung des Programms forcierte eine Wissensvermittlung und soll Praktiker/innen im Gesundheitswesen Vertrauen geben Spiritual Care durchzuführen.	**Modul 1:** 1) Wissenschaft und Spiritualität/Religion 2) Spiritualität in der Palliativ Care 3) Differenzierung Spiritualität und Religion 4) Welche Faktoren beeinflussen Spiritualität? 5) Spiritualität, Religion, Gesundheit, Krankheit, Tod und Sterben 6) Ist es etwas was Personal wirklich will oder geben sie dies nur vor zu wollen? 7) Evidenz hinsichtlich Spiritualität und Gesundheit 8) Welche Erklärungen für positive und negative Effekte gibt es? 9) Pädiatrische Palliativ Pflege 10) Welchen Sinn hat Spiritual Care für Kranke und Sterbende in verschiedenen klinischen Bereichen 11) Förderung des Erfahrungswissens in der Palliativ Care **Modul 2:** 1) Wichtigkeit von spiritual care 2) Spirituelle Bedürfnisse 3) Sinn im Leben 4) Hoffnung im Leben 5) Wie werden spirituelle Bedürfnisse ausgedrückt? 6) Was fällt unter Erfüllung spiritueller Bedürfnisse? 7) Die Einsamkeit des Sterbens **Modul 3:** 1) Spirituelles Wachstum vs Spirituelle Krisen 2) Auf welche Aspekte ist bei spirituellem Leid zu achten? 3) Depression, Angst, Substanzmissbrauch 4) Was wollen wir wissen über die Spiritualität einer Person? 5) Spirituelles Assessment 6) Wie beginnt man über Spiritualität zu sprechen? **Modul 4:** 1) Ziele von Spiritual Care 2) Der Pflegeprozess 3) Spirituell und Religiös orientierte Interventionen 4) Verlauf, Vergebung, Akzeptanz **Modul 5:** 1) Die Umgebung 2) Wer kümmert sich um das Personal? 3) Eine Umgebung des Vertrauens schaffen	a) Vorlesung für eine größere Gruppe b) Brainstorming c) Diskussionen Feedback von durchgeführten Aktivitäten	5 Module zu je 2 Std. (ges. 10 Std.)	alle Professionen im Gesundheitssektor
Nach dem Abschluss dieser 10 Unterrichtseinheiten sollten die Studentinnen genügend Vertrauen in ihre Fähigkeit haben, Spiritualität angemessen und rücksichtsvoll in die Patientenbetreuung integrieren zu können. Sie sollen verstanden haben, warum Kommunikation mit Patient/innen über Spiritualität richtig ist, wie und wann sie diese ansprechen können, welche Grenzen sie nicht überschreiten sollen, mit welchen Auswirkungen sie zu rechnen haben und wie sie mit den verschiedenen Situationen umgehen können. Sie sollen auch die Rolle verstanden haben, die Fachseelsorger, Seelsorgeberater und -therapeuten sowie Geistliche spielen und welche Unterstützung Ärzte von diesen Fachleuten erhalten können.	Lektion 1: Einführung in das Thema Lektion 2: Weshalb Spiritualität in die Patientenbehandlung einbeziehen Lektion 3: Die Forschung Lektion 4: Die Patienten-Perspektive Lektion 5: Wer man Spiritualität berücksichtigt Lektion 6: Wie man Spiritualität beobachtet? Lektion 7: Ausräumungen des Einbeziehungs von Spiritualität Lektion 8: Grenzen und Hindernisse Lektion 9: Wenn Religion schadet Lektion 10: Die Integration von Spiritualität in einer multikulturellen, multireligiösen Umgebung	a) Lektüre von medizinischen Fachartikeln b) Vorlesung ohne Diskussion c) Vorlesung mit Diskussion d) Sich die Schilderung eines Fallbeispiels anhören und dann darüber diskutieren e) Präsentation eines Patienten in Person, mit Fragen der Studierenden und anschließend Diskussion f) Eine Lehrperson zeigt in der Praxis etwas vor g) Rollenspiel	10 Lektionen zu je 60 bis 90 Min.	Musterlehrgang für Ausbildungs-lehrgänge der Pflege, Sozialarbeit, Physio-, Ergotherapie

Murray 2007

König & Heftl 2012, pp. 165

Ziele	Inhalte	Methoden	Zeit	Zielgruppe
Ziel des Programms ist, dass Teilnehmende ihren Horizont in der Pflegepraxis erweitern und eine Hilfestellung für spiritual care in den verschiedenen Settings bekommen, um besser vorbereitet zu sein. Ein weiteres Ziel war eine Sensibilisierung bezüglich professioneller Kompetenzen in der Pflegepraxis in physiologischen-pathologischen psychologischen-sozialen Gesundheitsproblemen zu erreichen.	1) Einleitung 2) Die Essenz von Spiritualität aufzeigen 3) Menschliche spirituelle Dimensionen 4) Spirituelle Entwicklungen in der Lebensspanne I, II 5) Gebräuchliche religiöse Praktiken und Rituale in der christlichen und westlichen Gesellschaften 6) Assessment zur Erhebung spiritueller Bedürfnisse 7) Spiritual Care für alle Menschen 8) Spiritual Care bei Patientinnen mit chronischen Erkrankungen 9) Spiritual Care für sterbende, erwachsene Patientinnen 10) Spiritual Care für sterbende, pädiatrische Patientinnen 11) Exkursion zu einem Buddhistischen, taoistischen Tempel und einer Katholischen Kirche 12) Bericht die selbst durchgeführten Fallstudien 13) Schlussevaluation	a) Vorlesung b) Exkursion c) Fallstudien: Teilnehmende wurden eingeteilt bei Patientinnen, Freunden, Familienangehörigen Spiritual Care durchzuführen. Jeder Teilnehmende sollte die Ergebnisse in einer 45 minütigen Präsentation darstellen, die folgendes beinhalten sollte: Einleitung in die Fallstudie, Literatur für die jeweiligen spirituellen Bedürfnisse demographische Daten von Klientinnen, Hauptdiagnosen und Therapien, teils vorhandnen, beobachtetes spirituelles Leid, Inhalt und Prozess, der Durchführung von Spiritual Care, Schwierigkeiten sowie positive Erlebnisse, Limitationen der Fallstudie, Danksagung, Referenzen.	2-3 Std. wöchentlich für 18 Wochen. Davon 24 Std. Vorlesung, pro Exkursion 4-6 Std. (ges. 45 Std.)	Im Beruf stehende Pflegepersonen
	1) Erkennen der spirituellen Dimension im alltäglichen Leben 2) Eine Momentaufnahme von Spiritualität durch das Hören von Eindrücken anderer 3) Entwicklung eines tieferen Bewusstseins über die Bedeutung von Spiritualität 4) Spiritualität geht über traditionelle Religionen und Spiritualitätsbegriffe hinaus	Besuch in einer Kunstgalerie. Teilnehmende wurden gebeten sich selbstständig ein Gemälde auszusuchen, in der für sie eine spirituelle Dimension zu erkennen war und anschließend diese subjektiven Eindrücke für die Wahl des jeweiligen Gemäldes zu verschriftlichen. Als Hilfestellung wurde den Teilnehmenden eine Liste mit Themen ausgehändigt, die sich auf Spiritualität beziehen. Später besuchten Teilnehmende gemeinsam mit einer Lehrperson der Pflegeausbildung und einem Galerie-Guide die Gemälde und diskutierten ihre Eindrücke.		Studierende in der Pflegeausbildung

Shih et al. 2001, pp. 336

Mooney & Timmins 2007, pp. 279

1. Evaluationsfragebogen

Sehr geehrte Teilnehmerin! Sehr geehrter Teilnehmer!
Ich bitte Sie höflich, diesen Fragenbogen auszufüllen, denn nur dann ist es möglich, den Workshop auf Basis dieser Evaluationsergebnisse zu modifizieren.

Wie beurteilen Sie die gesamten Inhalte des Workshops?

	stimme eher zu	stimme eher nicht zu
Die Inhalte wurden anhand von Beispielen gut verdeutlicht.		
Die Inhalte kann ich mir als potenzielle Unterrichtsthemen vorstellen.		
Die Inhalte zeigten die Relevanz für die Pflegeausbildung und Pflegepraxis auf.		
Die Inhalte haben zu einem besseren Verständnis der spirituellen Dimension in der Pflege beigetragen.		
Die Inhalte motivierten mich zu einer weiteren Beschäftigung mit dem Thema.		
Die Inhalte folgten einem nachvollziehbaren „roten Faden" und waren somit gut strukturiert.		
Die Inhalte sind für meine weiteren pädagogischen Tätigkeiten in der Pflegeausbildung bedeutend.		

Kommentar:_____

_____

Wie beurteilen Sie die Methoden des Workshops?

	stimme eher zu	stimme eher nicht zu
Die Methoden trugen zu einer Sensibilisierung hinsichtlich der Thematik bei.		
Ich kann mir ausgewählte Methoden als potenzielle Methoden für meinen Unterricht, zur Thematik vorstellen.		
Die Methoden gaben mir die Möglichkeit, mich aktiv in die Thematik einzubringen.		
Die Methoden ermöglichten mir eine Reflexion eigener Erfahrungen sowie einen Austausch hinsichtlich der Thematik mit anderen Teilnehmenden.		
Die Methoden ermöglichten ein Anknüpfen an bestehendes Wissen und trugen so zu einem verbesserten Aufnehmen neuer Informationen bei.		
Die Methoden ermöglichten einen zeitweise selbstgesteuerten Lernprozess in der Beschäftigung mit dem Thema.		
Die Methoden waren auf Inhalte des Workshops abgestimmt.		

Kommentar:_____

_____

Welche Inhalte waren für Sie besonders wichtig?

_____

_____

_____

Welche Methoden fanden Sie hilfreich in der Auseinandersetzung mit der Thematik?

_____

_____

_____

Was haben Sie für allgemeine Anregungen und Verbesserungsvorschläge?

_____

_____

_____

Demografische Daten für statistische Zwecke

Sie sind   ☐ weiblich   ☐ männlich

Ihr Alter beträgt   ☐ ≤ 35   ☐ 36-45   ☐ 46-55   ☐ ≥56

Wie viele Jahre waren Sie in der Pflegepraxis tätig?

☐ ≤ 5 Jahre   ☐ 6-10 Jahre ☐ 11-15 Jahre   ☐ ≥ 16 Jahre

Wie viele Jahre sind Sie bereits in der Lehre tätig?

☐ ≤ 5 Jahre   ☐ 6-10 Jahre ☐ 11-15 Jahre   ☐ ≥ 16 Jahre

Persönlicher Code aus Initialen und Geburtstag Ihrer Mutter

_____

(Sie werden gebeten werden, diesen Code auch bei der zweiten Evaluation wieder anzugeben um die jeweilige Evaluation zweier Zeitpunkte vergleichen zu können.)

VIELEN DANK FÜR IHRE TEILNAHME AM WORKSHOP UND DER EVALUATION!

2. Evaluationsfragebogen (2 Monate nach Workshop)

Sehr geehrte Teilnehmerin! Sehr geehrter Teilnehmer!
Ich bitte Sie ein zweites Mal, diesen Fragenbogen auszufüllen, denn nur dann ist es möglich, den Workshop auf Basis dieser Evaluationsergebnisse zu modifizieren.

	stimme eher zu	stimme eher nicht zu
Durch den Workshop findet die spirituelle Dimension in meinem Unterricht mehr Verankerung.		
Durch den Workshop fällt es mir leichter, über die spirituelle Dimension im Unterricht zu sprechen sowie diese miteinzubeziehen (auch wenn ich vor dem Workshop versucht habe, diese im Unterricht zu berücksichtigen).		
Ich habe bereits ausgewählte Inhalte des Workshops im Unterricht anwenden können.		
Bei der Erarbeitung der spirituellen Dimension im Unterricht habe ich bereits Methoden vom Workshop umsetzen können.		
Ich habe in den Fächern, die ich unterrichte, bereits Themengebiete gefunden, wo ich die spirituelle Dimension mit Auszubildenden verstärkt thematisieren werde.		

An welche Aspekte (Inhalte, Methoden, etc.) aus dem Workshop können Sie sich besonders gut erinnern bzw. welche Aspekte haben Ihnen besonders geholfen, sich im Thema zurechtzufinden?

_____

_____

Wie relevant schätzen Sie das Thema der spirituellen Dimension – nach dem Besuch des Workshops - für die Pflegeausbildung ein?

_____

_____

Haben Sie seit dem Workshop bereits konkrete Erfahrungen/Erlebnisse gemacht, die das Thematisieren der spirituellen Dimension im Unterricht betrifft?

_____

_____

Persönlicher Code aus Initialen und Geburtstag Ihrer Mutter (selbiger Code wie bei der ersten Evaluation): _____

© Hemma Prenner

> **HERZLICHEN DANK, DASS SIE SICH AUCH FÜR DIE 2.**
> **EVALUATION ZEIT GENOMMEN HABEN!**

Printed in the United States
By Bookmasters